Jonathan Wilson

Medizinische Selbstdiagnose mit System

Wissenschaftlich fundierte Methoden zur Einschätzung der eigenen Gesundheit

bup

Jonathan Wilson

Medizinische Selbstdiagnose mit System
Wissenschaftlich fundierte Methoden zur Einschätzung der eigenen Gesundheit

ISBN 978-3-69035-530-8

Bestellnummer: 2003.1
Auch als eBook verfügbar
(978-3-69035-535-3)

© Bremen University Press, 2025.
Fahrenheitstr. 11
28359 Bremen
bup@bremenuniversitypress.com
www.bremenuniversitypress.com
Die Nutzung des Manuskripts im Ganzen oder in Teilen ohne vorherige schriftliche Zustimmung des Verlags ist nicht zulässig.

Jonathan Wilson

Medizinische Selbstdiagnose mit System

Wissenschaftlich fundierte Methoden zur
Einschätzung der eigenen Gesundheit

Inhaltsverzeichnis

1.	EINLEITUNG	8
1.1.	Warum Selbstdiagnose? Für wen?	8
1.2.	Bedeutung der Selbstdiagnose im modernen Gesundheitswesen	11
1.3	Wissenschaftliche und praktische Grundlagen einer strukturierten Eigenbeobachtung	14
1.4	Zielgruppe des Buches und Anwendungsmöglichkeiten	18
2.	GRUNDLAGEN DER SELBSTDIAGNOSE	22
2.1	Die Bedeutung von Symptomen und deren Interpretation	22
2.2	Unterschied zwischen akuten, subakuten und chronischen Beschwerden	26
2.3	Körperliche vs. psychische Symptome: Wechselwirkungen und Missverständnisse	29
2.4	Warum Fehldiagnosen durch Laien häufig sind und wie sie vermieden werden können	32
3.	DIE RICHTIGE METHODE ZUR SELBSTDIAGNOSE	37
3.1	Systematische Beobachtung: Wie man Symptome korrekt erfasst	37
3.2	Tagebuchführung zur Symptombewertung	40
3.3	Einfluss von Emotionen, Stress und Erwartungshaltung auf die Wahrnehmung	46
3.4	Wann Eigenbeobachtung nützlich ist und wann sie in die Irre führt	50
4.	KÖRPERLICHE SYSTEME UND IHRE HÄUFIGSTEN ERKRANKUNGEN	54

4.1	Atmungssystem: Atemnot, Husten, Brustschmerzen – mögliche Ursachen und Differenzierung	54
4.1.1.	Atemnot	54
4.1.2.	Husten	58
4.1.3.	Brustschmerzen	62
4.2	Herz-Kreislauf-System: Blutdruckschwankungen, Schwindel, Brustenge	66
4.2.1.	Blutdruckschwankungen	66
4.2.2.	Schwindel	71
4.2.3.	Brustenge	74
4.3	Verdauungstrakt: Übelkeit, Durchfall, Blähungen, Sodbrennen – was steckt dahinter?	78
4.3.1.	Übelkeit	79
4.3.2.	Durchfall	83
4.3.3.	Blähungen	87
4.3.4.	Sodbrennen	91
4.4	Bewegungsapparat: Gelenkschmerzen, Muskelkrämpfe, Rückenschmerzen	95
4.4.1.	Gelenkschmerzen	95
4.4.2.	Muskelkrämpfe	99
4.4.3.	Rückenschmerzen	103
4.5	Haut und Schleimhäute: dermatologische und systemische Erkrankungen	107
4.5.1.	Hautausschläge	107
4.5.2.	Juckreiz	111
4.5.3.	Farbveränderungen	116

4.6	Neurologische Symptome: Kopfschmerzen, Taubheitsgefühle, Schwindel	118
4.6.1.	Kopfschmerzen und Migräne	119
4.6.2.	Taubheitsgefühle	122
4.6.3.	Schwindel	124
4.7	Hormonelle und Stoffwechselerkrankungen: Müdigkeit, Gewichtsschwankungen, Stimmungsschwankungen	127
4.7.1.	Müdigkeit	127
4.7.2.	Gewichtsschwankungen	130
4.7.3.	Stimmungsschwankungen	136
4.8	Psychosomatische Beschwerden: Wie Körper und Psyche sich gegenseitig beeinflussen	141
4.8.1.	Stress	141
4.8.2.	Angst	146
4.8.3.	Magen-Darm-Trakt	151
4.8.3.	Schmerzen	155
5.	DIE CHECKLISTE ZUR SELBSTDIAGNOSE	161
a.	Symptome genau erfassen	161
b.	Zeitlicher Zusammenhang und Muster erkennen	162
c.	Einflussfaktoren identifizieren	162
d.	Bewertung der Dringlichkeit	163
e.	Dokumentation zur besseren Einschätzung	163
f.	Informationsbeschaffung und kritische Reflexion	164
g.	Entscheidung über das weitere Vorgehen	164
6.	STRUKTURIERTE ANLEITUNG ZUR KORREKTEN DURCHFÜHRUNG	166

6.2	Wichtige Fragen zur Selbstbewertung von Symptomen	169
6.3	Wie man die Schwere der Symptome realistisch einschätzt	173
6.4	Wann eine ärztliche Untersuchung unumgänglich ist	176
7.	**DIE RICHTIGE NUTZUNG MEDIZINISCHER INFORMATIONEN**	**180**
7.1	Wie man seriöse Gesundheitsinformationen von Fehlinformationen unterscheidet	180
7.2	Die Rolle von Internetrecherche, medizinischen Apps und Online-Symptomcheckern	183
7.3	Warum Erfahrungsberichte und Laienmeinungen oft irreführend sind	186
7.4	Die besten wissenschaftlichen Quellen für fundierte Gesundheitsinformationen	190
8.	**SELBSTDIAGNOSE UND ARZTBESUCH**	**197**

1. Einleitung

1.1. Warum Selbstdiagnose? Für wen?

Die Fähigkeit, Krankheiten eigenständig zu erkennen und die Symptome richtig einzuordnen, ist eine Thematik von wachsender Bedeutung.

Der Zugang zu medizinischen Informationen hat sich durch die fortschreitende Digitalisierung, die Verfügbarkeit von Online-Datenbanken und den Einsatz künstlicher Intelligenz erheblich erweitert. In dieser Entwicklung liegt sowohl eine große Chance als auch eine erhebliche Herausforderung.

Während Patienten früher ausschließlich auf die Einschätzung von Ärzten angewiesen waren, besteht heute die Möglichkeit, eine Vielzahl von Informationen selbst zu recherchieren, Symptome mit medizinischen Erkenntnissen abzugleichen und auf dieser Grundlage eine erste Einschätzung der eigenen gesundheitlichen Situation vorzunehmen. Dies führt zu einem neuen medizinischen Selbstverständnis, das nicht nur die Beziehung zwischen Arzt und Patient verändert, sondern auch weitreichende Folgen für die gesamte Gesundheitsversorgung hat.

Eine der treibenden Kräfte hinter der Selbstdiagnose ist das gestiegene Bedürfnis nach Autonomie in Gesundheitsfragen. Viele Menschen wünschen sich eine fundierte Entscheidungsbasis, bevor sie ärztlichen Rat einholen oder eine medizinische Maßnahme in Betracht ziehen. Dabei spielen nicht nur praktische Erwägungen eine Rolle, wie etwa die Vermeidung von langen Wartezeiten oder die Unsicherheit darüber, ob eine ärztliche Konsultation notwendig ist, sondern auch das Bedürfnis nach Kontrolle über den eigenen Körper und das eigene Wohlbefinden. Insbesondere chronisch erkrankte Menschen sowie Personen mit seltenen oder schwer diagnostizierbaren Erkrankungen sind oft darauf angewiesen, sich selbst intensiv mit ihren Symptomen und möglichen Ursachen auseinanderzusetzen.

Die Entwicklung der Selbstdiagnose ist eng mit dem technologischen Fortschritt verknüpft. Digitale Gesundheitsanwendungen, intelligente Algorithmen zur Analyse von Symptomen und portable Diagnosetools ermöglichen es dem Einzelnen, sich medizinisches Wissen anzueignen, das früher nur Fachpersonal zugänglich war. Gleichzeitig gibt es deutliche Grenzen und Risiken, die mit der eigenständigen Beurteilung von Krankheiten verbunden sind. Fehlinterpretationen, ungenaue Informationen oder eine unkritische Übernahme von Quellen können dazu führen, dass Symptome falsch eingeschätzt werden, was entweder zu unnötigen Ängsten oder zu einer gefährlichen Unterschätzung ernsthafter Erkrankungen führen kann.

Die Selbstdiagnose dient in erster Linie als Mittel zur Orientierung. Sie ermöglicht es Patienten, sich über mögliche Krankheitsbilder zu informieren, die eigenen Symptome bewusster wahrzunehmen und ein grundlegendes Verständnis für die eigene Gesundheit zu entwickeln. Dies kann insbesondere in Situationen hilfreich sein, in denen ein sofortiger Arztbesuch nicht möglich ist oder eine erste Einschätzung für die Wahl der nächsten Schritte erforderlich ist. Viele Menschen nutzen die Selbstdiagnose auch, um sich gezielt auf ein Gespräch mit medizinischem Fachpersonal vorzubereiten, indem sie bereits vorab relevante Fragen formulieren oder spezifische Informationen recherchieren, die zur Diagnosestellung beitragen können.

Besonders relevant ist die Selbstdiagnose für Menschen, die mit wiederkehrenden oder schwer zu diagnostizierenden Symptomen konfrontiert sind. Patienten mit seltenen Erkrankungen berichten häufig, dass sie auf ihrem Weg zur richtigen Diagnose zahlreiche Fehldiagnosen erleben, wodurch wertvolle Zeit vergeht. In solchen Fällen kann eine informierte Eigenrecherche dazu beitragen, die richtigen Spezialisten zu finden oder gezielt auf bestimmte Untersuchungen hinzuweisen. Auch Personen mit chronischen Leiden profitieren oft davon, sich intensiv mit den eigenen Symptomen auseinanderzusetzen, da sie dadurch frühzeitig Veränderungen oder Verschlechterungen wahrnehmen und darauf reagieren können.

Trotz der möglichen Vorteile gibt es klare Grenzen der Selbstdiagnose. Medizinische Kenntnisse beruhen auf detaillierten Untersuchungen, wissenschaftlichen Erkenntnissen und der Erfahrung von Fachleuten, die nicht durch eine oberflächliche Internetrecherche ersetzt werden können. Die Interpretation von Symptomen erfordert eine differenzierte Betrachtung, die nur durch fundiertes medizinisches Wissen gewährleistet werden kann. Zudem besteht das Risiko, dass Patienten sich durch übermäßige Selbstdiagnose verunsichern oder in eine Art diagnostische Fixierung geraten, die zu unnötigem Stress führt.

Dennoch ist die Selbstdiagnose heute immer mehr ein unvermeidlicher Bestandteil des modernen Gesundheitswesens. Die Herausforderung besteht darin, eine Balance zwischen informierter Eigenverantwortung und professioneller medizinischer Einschätzung zu finden.

1.2. Bedeutung der Selbstdiagnose im modernen Gesundheitswesen

Die Selbstdiagnose hat in den letzten Jahrzehnten zunehmend an Bedeutung gewonnen und ist zu einem festen Bestandteil der modernen Gesundheitsversorgung geworden.

Die Verfügbarkeit medizinischer Informationen über das Internet, der Zugang zu digitalen Gesundheitsanwendungen und die Fortschritte in der Künstlichen Intelligenz haben dazu beigetragen, dass Patienten nicht mehr ausschließlich auf die Einschätzung durch medizinisches Fachpersonal angewiesen sind, sondern selbst aktiv an der Beurteilung ihres Gesundheitszustands teilnehmen können. Diese Entwicklung ist das Resultat eines gesellschaftlichen Wandels, der von einem gestiegenen Bewusstsein für Gesundheit, einer zunehmenden Individualisierung medizinischer Entscheidungen und einer wachsenden Skepsis gegenüber traditionellen Gesundheitssystemen geprägt ist.

Die zunehmende Eigenverantwortung der Patienten hat weitreichende Folgen für das Gesundheitswesen. Während früher die Rolle des Arztes als alleiniger Entscheidungsträger im Mittelpunkt stand, hat sich das Verhältnis zwischen Arzt und Patient in eine partnerschaftliche Richtung verschoben. Patienten treten heute informierter in Arztgespräche ein, bringen eigene Hypothesen zur Diagnosestellung mit und hinterfragen medizinische Empfehlungen in einem Ausmaß, das noch vor wenigen Jahrzehnten unvorstellbar war. Diese Entwicklung führt einerseits zu einer besseren Patientenaufklärung und einer bewussteren Wahrnehmung von Symptomen, andererseits aber auch zu Herausforderungen im ärztlichen Alltag, da Ärzte zunehmend mit vorinformierten oder durch falsche Selbstdiagnosen verunsicherten Patienten konfrontiert sind.

Ein wesentlicher Vorteil der Selbstdiagnose liegt in der Möglichkeit, gesundheitliche Probleme frühzeitig zu erkennen. Viele Menschen nutzen digitale Symptomchecker oder medizinische Plattformen, um erste Hinweise auf mögliche Erkrankungen zu erhalten, noch bevor sie einen Arzt aufsuchen. In einigen Fällen kann dies zu einer schnelleren Diagnosestellung beitragen, indem Patienten gezielt auf bestimmte Symptome achten und relevante Informationen frühzeitig sammeln. Insbesondere bei chronischen oder schwer diagnostizierbaren Erkrankungen kann eine fundierte Selbstbeobachtung dazu beitragen, dass die richtige Diagnose schneller gefunden wird.

Gleichzeitig birgt die Selbstdiagnose erhebliche Risiken. Die Interpretation von Symptomen setzt medizinisches Wissen voraus, das über die reine Kenntnis von Krankheitsbildern hinausgeht. Die Gefahr, Symptome falsch einzuordnen oder ernsthafte Erkrankungen zu unterschätzen, ist groß, insbesondere wenn medizinische Informationen aus unseriösen Quellen stammen oder Fehlinformationen in sozialen Medien verbreitet werden. Eine weitere Herausforderung besteht darin, dass die Eigenrecherche oft zu einer sogenannten diagnostischen Fixierung führt, bei der sich Patienten von einer bestimmten Krankheit überzeugt fühlen und dadurch ihre objektive Wahrnehmung beeinflussen. Dies kann sowohl zu unnötigen Ängsten als auch zu einer fehlgeleiteten Suche nach medizinischer Hilfe führen.

Die Digitalisierung hat die Selbstdiagnose auf ein neues Niveau gehoben. Moderne Technologien ermöglichen es Patienten, ihre Gesundheitsdaten kontinuierlich zu erfassen, Symptome in Echtzeit zu dokumentieren und auf künstliche Intelligenz gestützte Analysen zurückzugreifen. Smarte Gesundheitsanwendungen, tragbare Diagnosetools und digitale Plattformen für telemedizinische Konsultationen erleichtern den Zugang zu medizinischem Wissen und tragen dazu bei, dass Patienten informiertere Entscheidungen über ihre Gesundheit treffen können. Diese Entwicklung zeigt sich insbesondere in der Zunahme von telemedizinischen Angeboten, die es ermöglichen, Ferndiagnosen zu stellen und ärztliche Konsultationen über digitale Kanäle durchzuführen.

Trotz der Vorteile der Selbstdiagnose bleibt die ärztliche Expertise unersetzlich. Die Herausforderung für das moderne Gesundheitswesen besteht darin, ein Gleichgewicht zwischen der Eigenverantwortung der Patienten und der Notwendigkeit professioneller medizinischer Diagnosen zu finden. Die Zukunft der Selbstdiagnose wird daher maßgeblich davon abhängen, wie gut es gelingt, Patienten in die Lage zu versetzen, ihre eigene Gesundheit kompetent einzuschätzen, ohne dabei die Grenzen der Eigenbeurteilung zu überschreiten. Die Entwicklung von qualitätsgesicherten digitalen Werkzeugen, die Integration von Künstlicher Intelligenz in die Diagnostik und die Förderung einer besseren Gesundheitskompetenz sind entscheidende Faktoren, um die Selbstdiagnose in einer Weise zu gestalten, die sowohl dem Einzelnen als auch dem Gesundheitssystem insgesamt zugutekommt.

1.3 Wissenschaftliche und praktische Grundlagen einer strukturierten Eigenbeobachtung

Die Fähigkeit zur strukturierten Eigenbeobachtung ist eine wesentliche Voraussetzung für eine fundierte Selbstdiagnose. Sie erfordert nicht nur ein bewusstes

Wahrnehmen von körperlichen und psychischen Veränderungen, sondern auch ein systematisches Vorgehen bei der Einordnung von Symptomen. Wissenschaftliche Erkenntnisse aus der Medizin, der Psychologie und den Gesundheitswissenschaften zeigen, dass eine objektive Selbstbeobachtung möglich ist, wenn bestimmte methodische Prinzipien beachtet werden. Dies setzt ein grundlegendes Verständnis dafür voraus, welche Parameter für die Gesundheit relevant sind, wie sich Veränderungen über einen bestimmten Zeitraum hinweg entwickeln und welche Faktoren die Wahrnehmung von Symptomen beeinflussen können.

Ein wesentlicher Bestandteil der strukturierten Eigenbeobachtung ist die bewusste Wahrnehmung von Körpersignalen. Der menschliche Körper sendet kontinuierlich Informationen über seinen Zustand, die jedoch nicht immer unmittelbar als Symptome einer Krankhcit gedeutet werden müssen. Subjektive Beschwerden stimmen nicht zwangsläufig mit objektiven organischen Ursachen überein. Die Wahrnehmung von Schmerzen, Unwohlsein oder Erschöpfung kann durch zahlreiche Faktoren beeinflusst werden, darunter emotionale Belastungen, Umweltbedingungen oder individuelle Erwartungshaltungen. Eine strukturierte Eigenbeobachtung zielt daher darauf ab, Symptome nicht isoliert, sondern im Zusammenhang mit weiteren körperlichen und psychischen Veränderungen zu betrachten.

Die praktische Umsetzung einer systematischen Selbstbeobachtung erfordert eine kontinuierliche

Dokumentation von Symptomen und Einflussfaktoren. Medizinische Forschungsergebnisse zeigen, dass regelmäßige Aufzeichnungen über körperliche Empfindungen, Veränderungen im Alltag oder externe Einflüsse dazu beitragen, Muster zu erkennen und Zusammenhänge besser zu verstehen. In der klinischen Praxis werden hierfür Tagebücher, standardisierte Fragebögen und digitale Anwendungen genutzt, die es ermöglichen, die Entwicklung von Symptomen über einen längeren Zeitraum hinweg nachzuvollziehen. Eine solche Dokumentation kann auch dazu beitragen, die Kommunikation mit medizinischem Fachpersonal zu verbessern, indem bereits im Vorfeld einer ärztlichen Konsultation relevante Informationen gesammelt werden.

Ein zentraler Aspekt der wissenschaftlichen Grundlagen der Selbstdiagnose ist die Berücksichtigung von kognitiven Verzerrungen, die die Wahrnehmung und Interpretation von Symptomen beeinflussen können. In der medizinischen Psychologie wird beschrieben, dass Menschen dazu neigen, körperliche Beschwerden je nach Vorerfahrungen, Erwartungen oder emotionalem Zustand unterschiedlich zu bewerten. Dies kann dazu führen, dass harmlose Symptome überinterpretiert oder ernsthafte Anzeichen einer Erkrankung unterschätzt werden. Studien belegen, dass gezielte Methoden zur Objektivierung der eigenen Wahrnehmung dazu beitragen können, Fehldiagnosen zu vermeiden. Eine dieser Methoden ist der Vergleich der eigenen Symptome mit etablierten klinischen Kriterien, um festzustellen, ob bestimmte Beschwerden tatsächlich auf eine ernsthafte

Erkrankung hindeuten oder möglicherweise durch vorübergehende äußere Einflüsse bedingt sind.

Die strukturierte Eigenbeobachtung basiert auch auf der Kenntnis biologischer Rhythmen und individueller Variabilitäten. Erkenntnisse aus der Chronomedizin zeigen, dass viele Symptome natürlichen Schwankungen unterliegen und nicht in jedem Fall auf eine Krankheit hinweisen. Beispielsweise unterliegen Blutdruck, Hormonspiegel oder Stoffwechselprozesse tageszeitabhängigen Veränderungen, die bei einer Selbstdiagnose berücksichtigt werden müssen. Eine differenzierte Betrachtung dieser Zusammenhänge kann dazu beitragen, voreilige Fehlschlüsse zu vermeiden und eine realistischere Einschätzung der eigenen gesundheitlichen Situation zu ermöglichen.

Praktische Erfahrungen aus dem klinischen Alltag zeigen, dass Patienten, die ihre Symptome strukturiert dokumentieren und bewusst beobachten, oft eine präzisere Beschreibung ihrer Beschwerden liefern können. Dies erleichtert nicht nur die ärztliche Diagnosestellung, sondern kann auch die Wahl geeigneter therapeutischer Maßnahmen unterstützen. Eine gezielte Schulung in der strukturierten Selbstbeobachtung kann dazu beitragen, Fehldiagnosen zu reduzieren und eine fundierte Einschätzung der eigenen Gesundheit zu fördern. Die Herausforderung besteht darin, eine Balance zwischen einer informierten Selbstbeobachtung und der notwendigen medizinischen Expertise zu finden, um die Vorteile der

Selbstdiagnose bestmöglich zu nutzen, ohne dabei die Grenzen der Eigenbeurteilung zu überschreiten.

1.4 Zielgruppe des Buches und Anwendungsmöglichkeiten

Die Zielgruppe dieses Buches umfasst ein breites Spektrum von Personen, die sich mit dem Thema Selbstdiagnose auseinandersetzen möchten. Es richtet sich an Menschen, die ihre eigene Gesundheit bewusster wahrnehmen und sich mit den Möglichkeiten und Grenzen einer eigenständigen Diagnosestellung vertraut machen wollen. Dazu gehören sowohl Personen, die gelegentlich Symptome beobachten und deren Bedeutung besser einschätzen möchten, als auch Menschen, die unter chronischen oder schwer zu diagnostizierenden Erkrankungen leiden und daher auf eine systematische Selbstbeobachtung angewiesen sind. Auch Angehörige von Patienten, die eine unterstützende Rolle in der Gesundheitsversorgung übernehmen, profitieren von einem vertieften Verständnis für die Prinzipien der Selbstdiagnose.

Eine weitere wichtige Zielgruppe sind Personen, die aufgrund geografischer, finanzieller oder organisatorischer Einschränkungen nicht jederzeit Zugang zu medizinischer Versorgung haben und daher darauf angewiesen sind, Symptome zunächst eigenständig zu beurteilen. In vielen Regionen, insbesondere in ländlichen Gebieten oder in Ländern mit eingeschränkter medizinischer Infrastruktur, ist der unmittelbare Zugang zu ärztlicher Betreuung nicht immer gegeben. In solchen Fällen kann eine fundierte Selbstbeobachtung dazu beitragen, die Dringlichkeit eines Arztbesuchs besser einzuschätzen und die richtigen Maßnahmen zu ergreifen.

Berufstätige Menschen, die aufgrund ihres Lebensstils nur begrenzte Möglichkeiten haben, regelmäßig ärztliche Untersuchungen in Anspruch zu nehmen, bilden eine weitere Gruppe, die von einer strukturierten Herangehensweise an die Selbstdiagnose profitieren kann. Zeitmangel, berufliche Verpflichtungen oder andere Prioritäten führen häufig dazu, dass Symptome nicht frühzeitig ärztlich abgeklärt werden. Eine fundierte Eigenbeobachtung kann dabei helfen, Anzeichen für gesundheitliche Veränderungen rechtzeitig zu erkennen und eine gezielte Entscheidung über das weitere Vorgehen zu treffen.

Auch Menschen mit einem ausgeprägten Interesse an Gesundheit, Prävention und medizinischem Wissen gehören zur Zielgruppe dieses Buches. Viele Personen beschäftigen sich intensiv mit gesundheitsrelevanten Themen und möchten ihre Kenntnisse erweitern, um eine fundierte Einschätzung ihres eigenen Gesundheitszustands vorzunehmen. Die zunehmende Verfügbarkeit medizinischer Informationen im Internet hat dazu geführt, dass immer mehr Menschen nach fundierten Methoden suchen, um Symptome richtig zu interpretieren und sich eine objektive Grundlage für gesundheitsbezogene Entscheidungen zu verschaffen.

Die Anwendungsmöglichkeiten der in diesem Buch vermittelten Inhalte sind vielfältig. Sie reichen von der bewussteren Wahrnehmung und Dokumentation von Symptomen über die gezielte Vorbereitung auf ärztliche Gespräche bis hin zur Einschätzung der Dringlichkeit medizinischer Maßnahmen. Patienten, die über fundiertes Wissen zur Selbstdiagnose verfügen, können Ärzte gezielter auf relevante Symptome hinweisen, was zu einer präziseren und effizienteren Diagnosestellung beitragen kann. Die systematische Eigenbeobachtung kann darüber hinaus als ergänzende Methode zur ärztlichen Diagnostik dienen, indem Veränderungen im Gesundheitszustand über längere Zeiträume hinweg nachvollzogen werden.

Ein weiterer Anwendungsbereich liegt in der kritischen Auseinandersetzung mit medizinischen Informationen. Die zunehmende Verbreitung digitaler Gesundheitsquellen hat dazu geführt, dass Patienten einer Fülle von oft widersprüchlichen Informationen ausgesetzt sind. Dieses Buch soll dabei helfen, medizinische Fakten von Fehlinformationen zu unterscheiden und wissenschaftlich fundierte Methoden zur Selbstdiagnose anzuwenden. Ziel ist es, den Leserinnen und Lesern eine Orientierungshilfe an die Hand zu geben, die es ermöglicht, Symptome besser einzuordnen und fundierte Entscheidungen über den eigenen Gesundheitszustand zu treffen.

Die hier vermittelten Inhalte sollen dazu beitragen, dass die Leserinnen und Leser ein realistisches Verständnis für die Möglichkeiten und Grenzen der Selbstdiagnose entwickeln. Sie sollen befähigt werden, Symptome mit wissenschaftlich fundierten Methoden zu analysieren und zu dokumentieren, ohne dabei in eine übermäßige Besorgnis oder eine Fehldiagnose zu verfallen. Die Selbstdiagnose kann eine wertvolle Ergänzung zur medizinischen Betreuung sein, ersetzt jedoch nicht die professionelle Einschätzung durch qualifizierte Fachkräfte. Vielmehr soll sie dazu dienen, das Bewusstsein für gesundheitliche Veränderungen zu schärfen, eine informierte Kommunikation mit medizinischem Fachpersonal zu ermöglichen und eine eigenverantwortliche Herangehensweise an die Gesundheit zu fördern.

2. Grundlagen der Selbstdiagnose

2.1 Die Bedeutung von Symptomen und deren Interpretation

Die Grundlagen der Selbstdiagnose beruhen auf der Fähigkeit, Symptome richtig wahrzunehmen, zu interpretieren und in einen medizinischen Kontext einzuordnen. Symptome sind Ausdruck biologischer, physiologischer oder psychischer Veränderungen im Körper und können eine Vielzahl von Ursachen haben. Sie können sowohl Hinweise auf harmlose vorübergehende Reaktionen als auch auf ernsthafte Erkrankungen geben. Die Interpretation von Symptomen erfordert ein fundiertes Verständnis für deren Entstehung, Verlauf und mögliche Bedeutung.

Die Wahrnehmung von Symptomen ist ein subjektiver Prozess, der durch individuelle Faktoren wie Schmerzempfindlichkeit, Aufmerksamkeit, persönliche Erfahrungen oder emotionale Zustände beeinflusst wird. Untersuchungen zeigen, dass die Wahrnehmung und Interpretation von Symptomen nicht immer mit der tatsächlichen organischen Ursache übereinstimmen muss. Ein und dasselbe Symptom kann bei verschiedenen Menschen unterschiedlich stark empfunden oder unterschiedlich bewertet werden. Die Fähigkeit, Symptome objektiv zu betrachten und in einen größeren gesundheitlichen Zusammenhang einzuordnen, ist daher eine zentrale Voraussetzung für eine fachmännische Selbstdiagnose.

Ein grundlegendes Prinzip der Selbstdiagnose ist die Unterscheidung zwischen spezifischen und unspezifischen Symptomen. Spezifische Symptome sind charakteristisch für bestimmte Erkrankungen und ermöglichen eine relativ genaue Eingrenzung möglicher Ursachen. Ein Beispiel hierfür ist der Hautausschlag bei Masern, der in Kombination mit weiteren typischen Beschwerden eine eindeutige diagnostische Richtung vorgibt. Unspezifische Symptome hingegen treten bei einer Vielzahl unterschiedlicher Erkrankungen auf und erfordern eine differenzierte Betrachtung. Dazu gehören Beschwerden wie Müdigkeit, Kopfschmerzen oder allgemeines Unwohlsein, die sowohl harmlose als auch ernsthafte Ursachen haben können.

Ein weiteres wichtiges Konzept bei der Interpretation von Symptomen ist der zeitliche Verlauf. Symptome können akut auftreten, sich allmählich entwickeln oder chronisch bestehen bleiben. Die Geschwindigkeit, mit der sich Beschwerden verändern, kann ein wichtiger Hinweis auf die zugrunde liegende Ursache sein. Akut auftretende starke Schmerzen, plötzliche Atemnot oder neurologische Ausfälle erfordern eine sofortige medizinische Abklärung, während langsam fortschreitende Symptome oft mit chronischen oder degenerativen Erkrankungen in Verbindung stehen.

Die Bedeutung eines Symptoms hängt auch von seiner Intensität und seinem Kontext ab. Ein leichtes

Druckgefühl in der Brust kann harmlos sein, aber in Verbindung mit Atemnot und Übelkeit auf eine ernsthafte Herzproblematik hindeuten. Die Kombination verschiedener Symptome kann oft eine präzisere Einschätzung ermöglichen als das einzelne Symptom für sich genommen.

Die Interpretation von Symptomen sollte stets unter Berücksichtigung individueller Risikofaktoren erfolgen. Alter, Vorerkrankungen, Lebensstil und genetische Prädisposition spielen eine wesentliche Rolle bei der Einordnung von Beschwerden. Bestimmte Symptome haben je nach Alter oder gesundheitlicher Vorgeschichte eine unterschiedliche Bedeutung. Brustschmerzen bei einem jungen gesunden Menschen sind mit geringerer Wahrscheinlichkeit auf eine Herzerkrankung zurückzuführen als bei einer Person mit bekannten Risikofaktoren wie Bluthochdruck, Diabetes oder familiärer Vorbelastung.

Viele Menschen neigen dazu, Symptome entweder zu unterschätzen oder zu überbewerten. Während einige Personen schwerwiegende Beschwerden ignorieren oder bagatellisieren, führen andere bereits geringe Abweichungen vom Normalzustand zu erheblichen Ängsten. Die sogenannte **Krankheitsangststörung** ist ein Beispiel dafür, wie eine übermäßige Beschäftigung mit Symptomen zu einer verzerrten Wahrnehmung und falschen Diagnosen führen kann. Gleichzeitig gibt es viele Fälle, in denen Menschen ernsthafte Erkrankungen erst spät erkennen, weil sie anhaltende Symptome nicht als Warnsignale interpretieren.

Ein weiterer wesentlicher Aspekt der Symptominterpretation ist die Unterscheidung zwischen körperlichen und psychischen Ursachen. Viele körperliche Beschwerden haben eine psychosomatische Komponente, das bedeutet, sie entstehen oder verstärken sich durch emotionale Belastungen, Stress oder psychische Erkrankungen. Studien belegen, dass chronischer Stress, Ängste oder depressive Verstimmungen eine Vielzahl von körperlichen Symptomen hervorrufen können, die ohne eine organische Ursache bestehen. Die genaue Beobachtung, in welchen Situationen Symptome auftreten oder sich verändern, kann dabei helfen, psychische Einflüsse zu erkennen und von rein körperlichen Ursachen abzugrenzen.

Die korrekte Interpretation von Symptomen setzt zudem eine kritische Auseinandersetzung mit medizinischen Informationsquellen voraus. Die zunehmende Verbreitung von Gesundheitsinformationen im Internet hat dazu geführt, dass Menschen sich eigenständig über mögliche Erkrankungen informieren, jedoch nicht immer in der Lage sind, die Qualität und Seriosität der Quellen zu beurteilen. Wissenschaftlich fundierte Informationen und medizinische Fachliteratur sind eine wertvolle Unterstützung bei der Selbstdiagnose, während unzuverlässige oder nicht evidenzbasierte Inhalte Fehlinformationen verbreiten und zu unnötiger Verunsicherung führen können.

Die Bedeutung von Symptomen liegt in ihrer Funktion als Signale des Körpers, die auf ein bestehendes oder drohendes gesundheitliches Problem hinweisen. Die Herausforderung besteht darin, diese Signale richtig zu deuten, ihre Relevanz im individuellen Kontext zu bewerten und darauf basierend eine informierte Entscheidung über das weitere Vorgehen zu treffen. Die Fähigkeit zur differenzierten Interpretation von Symptomen ist daher eine der zentralen Kompetenzen, die für eine fachmännische Selbstdiagnose erforderlich sind.

2.2 Unterschied zwischen akuten, subakuten und chronischen Beschwerden

Die Unterscheidung zwischen akuten, subakuten und chronischen Beschwerden ist ein wesentlicher Bestandteil der Selbstdiagnose, da sie entscheidend zur Einschätzung der Dringlichkeit und möglichen Ursache einer Erkrankung beiträgt. Der zeitliche Verlauf von Symptomen kann wichtige Hinweise darauf geben, ob eine Krankheit harmlos und vorübergehend ist oder eine ernsthafte medizinische Abklärung erfordert. Dauer und Entwicklung von Beschwerden haben maßgeblich Einfluss auf die Diagnosestellung und eine differenzierte Betrachtung notwendig ist, um eine fundierte Beurteilung vorzunehmen.

Akute Beschwerden treten plötzlich auf und sind in der Regel von hoher Intensität. Sie entstehen innerhalb weniger Stunden oder Tage und führen oft zu einem deutlichen körperlichen Unwohlsein. Viele akute Symptome sind die Folge einer Infektion, einer Entzündung oder einer Verletzung, können aber auch auf schwerwiegende Erkrankungen wie einen Herzinfarkt oder einen Schlaganfall hinweisen. Die medizinische Forschung zeigt, dass bestimmte akute Beschwerden sofortige ärztliche Hilfe erfordern, da sie ein Anzeichen für lebensbedrohliche Zustände sein können. Plötzliche starke Schmerzen, Bewusstseinsstörungen, Atemnot oder neurologische Ausfälle gehören zu den Warnsignalen, die eine unverzügliche ärztliche Abklärung erforderlich machen. Andere akute Beschwerden, wie eine Erkältung, Kopfschmerzen nach einem langen Arbeitstag oder kurzfristige Magen-Darm-Beschwerden, sind hingegen meist harmlos und klingen ohne medizinische Intervention wieder ab. Die Herausforderung der Selbstdiagnose bei akuten Symptomen besteht darin, die Grenze zwischen ernstzunehmenden Anzeichen und ungefährlichen Beschwerden richtig zu erkennen und entsprechend zu handeln.

Subakute Beschwerden entwickeln sich schleichender als akute Symptome und können über Wochen hinweg bestehen bleiben, ohne dass eine eindeutige Verschlechterung oder Besserung erkennbar ist. Sie weisen oft darauf hin, dass ein Krankheitsprozess im Körper aktiv ist, der nicht unmittelbar bedrohlich, aber dennoch behandlungsbedürftig sein kann. Subakute Beschwerden stehen häufig mit entzündlichen oder funktionellen Erkrankungen, die nicht spontan verschwinden, aber auch nicht sofort schwerwiegende gesundheitliche Folgen haben. Dazu gehören beispielsweise anhaltende Gelenkschmerzen, die sich über Wochen hinweg langsam verstärken, eine langwierige Bronchitis oder Verdauungsprobleme, die über einen längeren Zeitraum hinweg bestehen bleiben, ohne eine eindeutige Ursache erkennen zu lassen. Die Interpretation subakuter Beschwerden erfordert eine sorgfältige Beobachtung ihres Verlaufs, da sie sich sowohl in Richtung einer Spontanheilung als auch in eine chronische Erkrankung entwickeln können.

Chronische Beschwerden bestehen über einen Zeitraum von mehreren Monaten oder Jahren und weisen darauf hin, dass der Körper eine anhaltende Störung aufweist, die nicht durch eine vorübergehende Erkrankung bedingt ist. Sie können in unterschiedlicher Intensität auftreten, wobei viele Betroffene Phasen der Beschwerdefreiheit erleben, die sich mit Phasen der Symptomverstärkung abwechseln. Chronische Beschwerden stehen häufig mit Erkrankungen des Immunsystems, des Stoffwechsels oder des Nervensystems in Verbindung, die einer langfristigen medizinischen Betreuung bedürfen. Chronische Schmerzen, dauerhafte Atembeschwerden, anhaltende Verdauungsstörungen oder fortschreitende neurologische Symptome können auf komplexe Erkrankungen hinweisen, die nicht allein durch eine Eigenbeobachtung erfasst werden können, sondern eine fachärztliche Untersuchung erfordern.

Die Unterscheidung zwischen akuten, subakuten und chronischen Beschwerden ist ein wesentliches Element der Selbstdiagnose, da sie dabei hilft, die eigene gesundheitliche Situation realistisch einzuschätzen. Während akute Symptome oft eine schnelle Entscheidung über die Notwendigkeit eines Arztbesuchs erfordern, können subakute Beschwerden über einen längeren Zeitraum beobachtet werden, um Veränderungen oder Muster zu erkennen. Chronische Beschwerden hingegen erfordern eine langfristige Auseinandersetzung mit der eigenen Gesundheit und oft auch eine Anpassung des Lebensstils, um den Umgang mit der Erkrankung zu erleichtern.

2.3 Körperliche vs. psychische Symptome: Wechselwirkungen und Missverständnisse

Die Unterscheidung zwischen körperlichen und psychischen Symptomen stellt eine der größten Herausforderungen bei der Selbstdiagnose dar, da sich diese beiden Bereiche nicht immer klar voneinander trennen lassen. Der menschliche Körper und die Psyche sind eng miteinander verknüpft, sodass psychische Belastungen körperliche Beschwerden hervorrufen können und körperliche Erkrankungen psychische Symptome auslösen können. Zahlreiche körperliche Symptome haben keine eindeutige organische Ursache, sondern aus komplexen Wechselwirkungen zwischen dem Nervensystem, dem Hormonhaushalt und der psychischen Verfassung resultieren. Gleichzeitig zeigt die Forschung, dass viele Patienten ihre Symptome entweder ausschließlich körperlich oder ausschließlich psychisch interpretieren, wodurch Fehldiagnosen oder unnötige Behandlungen entstehen können.

Ein klassisches Beispiel für die Wechselwirkung zwischen Psyche und Körper sind stressbedingte Beschwerden. Chronischer Stress führt nachweislich zu einer erhöhten Ausschüttung von Stresshormonen, die sich auf den gesamten Organismus auswirken können. Viele Menschen erleben unter Stress Herzrasen, Atemnot, Verdauungsprobleme oder Muskelverspannungen, ohne dass eine organische Erkrankung vorliegt. Gleichzeitig können diese Symptome dazu führen, dass Betroffene eine ernsthafte körperliche Erkrankung vermuten und sich stark darauf fokussieren, was die Beschwerden weiter verstärken kann. Dieser Mechanismus ist ein wesentlicher Faktor bei funktionellen Beschwerden, die medizinisch nicht eindeutig erklärbar sind, aber dennoch eine erhebliche Belastung für die Betroffenen darstellen.

Ein weiteres Missverständnis bei der Unterscheidung zwischen körperlichen und psychischen Symptomen besteht darin, dass viele Patienten psychische Beschwerden nicht als solche erkennen und stattdessen eine körperliche Ursache vermuten. Ängste, Depressionen und andere psychische Erkrankungen äußern sich häufig durch körperliche Symptome wie Schwindel, Magen-Darm-Probleme, Herzrhythmusstörungen oder chronische Schmerzen. Diese Symptome können so überzeugend sein, dass Patienten wiederholt medizinische Untersuchungen durchführen lassen, ohne dass eine eindeutige körperliche Ursache gefunden wird.

Gleichzeitig besteht auch die Gefahr, dass körperliche Symptome fälschlicherweise als psychisch bedingt eingestuft werden. Patienten mit seltenen oder schwer zu diagnostizierenden Erkrankungen berichten häufig, dass ihre Beschwerden lange Zeit nicht ernst genommen oder als stressbedingt interpretiert wurden, obwohl eine tatsächliche organische Ursache vorlag. Dies ist insbesondere bei Erkrankungen mit unspezifischen Symptomen wie chronischer Erschöpfung, diffusen Schmerzen oder Magen-Darm-Beschwerden der Fall. Die Herausforderung der Selbstdiagnose besteht in solchen Fällen darin, eine differenzierte Betrachtung der Symptome vorzunehmen, ohne vorschnell eine organische oder eine psychische Erklärung zu bevorzugen.

Die Forschung zeigt, dass die Wechselwirkungen zwischen Psyche und Körper besonders bei bestimmten Krankheitsbildern eine zentrale Rolle spielen. Dazu gehören beispielsweise das Reizdarmsyndrom, Fibromyalgie, chronische Schmerzsyndrome oder psychosomatische Herzbeschwerden. In diesen Fällen verstärken sich psychische und körperliche Faktoren gegenseitig, sodass eine eindeutige Trennung nicht möglich ist.

Ein häufiges Missverständnis im Zusammenhang mit psychischen Symptomen ist die Annahme, dass sie weniger real oder weniger bedeutsam sind als körperliche Beschwerden. Psychische Symptome müssen genauso ernst genommen werden wie körperliche Beschwerden, da sie eine erhebliche Beeinträchtigung der Lebensqualität verursachen und unbehandelt langfristige gesundheitliche Folgen haben können. Gleichzeitig zeigen Studien, dass viele Patienten eine psychische Diagnose ablehnen, da sie das Gefühl haben, nicht ernst genommen zu werden, wenn keine organische Ursache gefunden wird. Die Selbstdiagnose erfordert daher nicht nur ein Verständnis für die Wechselwirkungen zwischen Körper und Psyche, sondern auch eine offene Haltung gegenüber der Möglichkeit, dass psychische Faktoren eine Rolle spielen könnten.

Die Herausforderung bei der Unterscheidung zwischen körperlichen und psychischen Symptomen liegt in der richtigen Einschätzung der eigenen Beschwerden, ohne voreilige Schlüsse zu ziehen. Dabei kann es hilfreich sein, den Verlauf der Symptome über einen längeren Zeitraum zu dokumentieren und darauf zu achten, ob sie sich in bestimmten Situationen verstärken oder abschwächen. Die bewusste Reflexion über psychische Belastungen, Lebensumstände und Stressfaktoren kann ein wichtiger Schritt sein, um die eigene gesundheitliche Situation realistisch einzuschätzen und eine fundierte Entscheidung über mögliche medizinische Maßnahmen zu treffen.

2.4 Warum Fehldiagnosen durch Laien häufig sind und wie sie vermieden werden können

Fehldiagnosen durch Laien sind ein häufiges Phänomen, das aus verschiedenen Ursachen resultiert. Die moderne Verfügbarkeit medizinischer Informationen ermöglicht es Patienten, sich umfassend über Symptome und mögliche Erkrankungen zu informieren, führt jedoch oft zu Fehlinterpretationen und falschen Schlussfolgerungen. Untersuchungen belegen, dass Fehldiagnosen durch Laien in erster Linie auf unzureichendes medizinisches Wissen, eine selektive Wahrnehmung von Symptomen und den Einfluss kognitiver Verzerrungen zurückzuführen sind. Die Fähigkeit, Symptome richtig einzuordnen, erfordert ein tiefgehendes Verständnis für medizinische Zusammenhänge, das ohne eine entsprechende Ausbildung schwer zu erlangen ist.

Ein zentraler Faktor, der zu Fehldiagnosen führt, ist die Tendenz, Symptome isoliert zu betrachten, anstatt sie im Gesamtzusammenhang zu analysieren. Viele Menschen neigen dazu, ein einzelnes Symptom als Hinweis auf eine bestimmte Krankheit zu interpretieren, ohne weitere relevante Faktoren zu berücksichtigen. Eine Vielzahl von Erkrankungen kann ähnliche oder unspezifische Symptome hervorrufen, sodass eine eindeutige Zuordnung ohne fundierte medizinische Kenntnisse kaum möglich ist.

Kopfschmerzen können beispielsweise auf eine harmlose Verspannung, eine Migräne, eine neurologische Erkrankung oder sogar eine schwerwiegende internistische Störung hinweisen. Die Herausforderung der Selbstdiagnose besteht darin, die richtige Balance zwischen Achtsamkeit und realistischer Einschätzung zu finden, um unnötige Ängste oder Fehleinschätzungen zu vermeiden.

Ein weiteres Problem liegt in der starken Beeinflussung durch subjektive Wahrnehmung und emotionale Reaktionen. Menschen neigen dazu, Symptome stärker wahrzunehmen, wenn sie befürchten, ernsthaft erkrankt zu sein. Diese übermäßige Fokussierung auf bestimmte Beschwerden kann dazu führen, dass harmlose Symptome überinterpretiert oder unbewusst verstärkt werden. Das sogenannte Nocebo-Phänomen beschreibt den Effekt, dass negative Erwartungen körperliche Beschwerden verstärken oder sogar hervorrufen können. Umgekehrt kann es vorkommen, dass ernsthafte Symptome ignoriert oder heruntergespielt werden, insbesondere wenn keine unmittelbare Einschränkung im Alltag besteht.

Ein häufiges Missverständnis, das zu Fehldiagnosen führt, ist die fehlerhafte Nutzung medizinischer Informationsquellen. Viele Patienten recherchieren Symptome im Internet und stoßen dabei auf unzuverlässige oder nicht wissenschaftlich fundierte Inhalte. Besonders problematisch ist die Verbreitung von Fehlinformationen in sozialen Medien, auf Gesundheitsblogs oder in nicht überprüften Online-Foren. Die gezielte Nutzung verlässlicher medizinischer Plattformen, evidenzbasierter Fachliteratur und qualitätsgesicherter digitaler Gesundheitsanwendungen kann dazu beitragen, das Risiko von Fehldiagnosen zu reduzieren.

Ein weiterer entscheidender Faktor ist die Neigung zu Bestätigungsfehlern, bei der Menschen dazu tendieren, Informationen so zu interpretieren, dass sie ihre bereits bestehende Überzeugung unterstützen. Patienten, die sich auf eine bestimmte Erkrankung fixieren, suchen oft gezielt nach Informationen, die ihre Annahme bestätigen, während sie gegensätzliche Hinweise ignorieren. Dies kann dazu führen, dass harmlose Symptome als Zeichen einer schweren Krankheit fehlinterpretiert werden oder dass wichtige Warnsignale nicht beachtet werden, weil sie nicht ins eigene Bild der vermuteten Diagnose passen. Die Fähigkeit, medizinische Informationen kritisch zu hinterfragen und alternative Erklärungen in Betracht zu ziehen, ist daher ein wesentlicher Bestandteil einer fundierten Selbstdiagnose.

Die Vermeidung von Fehldiagnosen erfordert eine systematische Herangehensweise an die Selbstdiagnose. Die strukturierte Dokumentation von Symptomen kann dazu beitragen, Muster und Veränderungen frühzeitig zu erkennen, ohne vorschnelle Schlüsse zu ziehen. Die bewusste Berücksichtigung von Faktoren wie dem zeitlichen Verlauf, der Kombination verschiedener Symptome und individuellen Gesundheitsrisiken kann dazu beitragen, eine fundiertere Einschätzung vorzunehmen.

Ein wesentlicher Schutz vor Fehldiagnosen liegt in der kritischen Selbstreflexion und der Bereitschaft, medizinische Expertise in Anspruch zu nehmen, wenn Unsicherheiten bestehen. Patienten, die sich frühzeitig ärztlichen Rat einholen, erhalten häufiger eine präzisere Diagnosestellung erhalten als diejenigen, die sich ausschließlich auf eigene Einschätzungen verlassen. Die Selbstdiagnose kann eine wertvolle Unterstützung zur bewussten Wahrnehmung des eigenen Körpers sein, ersetzt jedoch nicht die medizinische Fachkompetenz. Die Kombination aus informierter Eigenverantwortung und professioneller Diagnostik ist der beste Weg, um Fehldiagnosen zu vermeiden und gesundheitliche Entscheidungen auf einer soliden Grundlage zu treffen.

3. Die richtige Methode zur Selbstdiagnose

3.1 Systematische Beobachtung: Wie man Symptome korrekt erfasst

Die richtige Methode zur Selbstdiagnose erfordert ein strukturiertes Vorgehen, um Symptome korrekt zu erfassen, Veränderungen über die Zeit hinweg nachzuvollziehen und Fehlinterpretationen zu vermeiden.

Die unbewusste oder unsystematische Wahrnehmung von Symptomen führt häufig dazu, dass Beschwerden entweder übersehen oder überbewertet werden, wodurch das Risiko für Fehldiagnosen steigt.

Eine effektive Methode zur Selbstdiagnose basiert auf der bewussten, strukturierten Beobachtung von Symptomen und ihrer Entwicklung. Patienten, die ihre Beschwerden regelmäßig dokumentieren, können eine genauere Einschätzung ihres Gesundheitszustandes vornehmen. Die systematische Beobachtung erfordert eine detaillierte Erfassung der auftretenden Symptome, ihrer Intensität, ihrer Häufigkeit und ihrer möglichen Auslöser. Dabei ist es wichtig, nicht nur die Symptome selbst, sondern auch Begleiterscheinungen, Umstände des Auftretens und mögliche Veränderungen im zeitlichen Verlauf zu berücksichtigen.

Die Wahrnehmung von Symptomen ist ein subjektiver Prozess, der durch verschiedene Faktoren beeinflusst wird. Emotionen, Stress, äußere Einflüsse und individuelle Erwartungshaltungen haben einen erheblichen Einfluss darauf, wie stark ein Symptom empfunden wird. Um eine möglichst objektive Selbstdiagnose durchzuführen, ist es daher wichtig, Symptome unabhängig von emotionalen Reaktionen zu dokumentieren und darauf zu achten, ob sie in bestimmten Situationen verstärkt oder abgeschwächt auftreten.

Ein wesentlicher Bestandteil der systematischen Beobachtung ist die regelmäßige Dokumentation der Symptome über einen längeren Zeitraum. Einzelne Momentaufnahmen reichen nicht aus, um eine fundierte Einschätzung vorzunehmen, da viele Beschwerden natürlichen Schwankungen unterliegen. Eine kontinuierliche Erfassung über Tage oder Wochen hinweg ermöglicht es, Muster zu erkennen, mögliche Auslöser zu identifizieren und zwischen vorübergehenden sowie anhaltenden Beschwerden zu unterscheiden.

Die Dokumentation kann auf verschiedene Weise erfolgen, wobei schriftliche Aufzeichnungen oder digitale Anwendungen besonders hilfreich sind. Ein detailliertes Symptomtagebuch, das regelmäßig geführt wird, kann dazu beitragen, den Verlauf von Beschwerden nachzuvollziehen und Veränderungen festzuhalten. Dabei sollten nicht nur die Symptome selbst, sondern auch relevante Faktoren wie Tageszeit, Ernährungsgewohnheiten, körperliche Aktivität, Stresslevel und andere mögliche Einflussgrößen berücksichtigt werden.

Ein zentraler Aspekt der systematischen Beobachtung ist die Bewertung der Intensität der Symptome.

Patienten neigen dazu, Symptome entweder zu unterschätzen oder zu überbewerten, wenn sie keine Vergleichswerte haben. Die Einteilung in verschiedene Intensitätsstufen, beispielsweise anhand einer Skala von leichter, mittelstarker und starker Ausprägung, kann dazu beitragen, Beschwerden realistischer einzuschätzen. Die Beobachtung der Intensität über die Zeit hinweg hilft zudem dabei, Veränderungen zu erkennen und festzustellen, ob sich eine Erkrankung verschlechtert, stabil bleibt oder abklingt.

Ein Symptomtagebuch auf dem Handy kann eine wertvolle Variante sein, um gesundheitliche Beschwerden systematisch zu dokumentieren, Muster zu erkennen und eine fundierte Grundlage für medizinische Entscheidungen zu schaffen.

Die systematische Selbstbeobachtung erfordert auch die Berücksichtigung von Begleitsymptomen, die auf eine bestimmte Erkrankung hinweisen können. Viele Krankheiten sind durch eine Kombination von Symptomen gekennzeichnet und nicht durch ein einzelnes Anzeichen eindeutig diagnostiziert werden können. Die genaue Erfassung weiterer Beschwerden, die parallel auftreten, kann daher eine differenziertere Einschätzung ermöglichen und dazu beitragen, eine potenzielle Fehldiagnose zu vermeiden.

Ein weiterer wesentlicher Bestandteil der systematischen Beobachtung ist die kritische Reflexion darüber, ob äußere Einflüsse die Wahrnehmung von Symptomen beeinflussen. Studien zeigen, dass Umweltfaktoren wie

Wetterveränderungen, Ernährungsgewohnheiten, Schlafqualität oder Stress eine erhebliche Rolle bei der Entstehung oder Verstärkung von Beschwerden spielen können. Die bewusste Berücksichtigung solcher Faktoren kann helfen, vorübergehende Symptome von ernsthaften Erkrankungen zu unterscheiden und unnötige Sorgen oder Fehldiagnosen zu vermeiden.

Die richtige Methode zur Selbstdiagnose basiert auf der sorgfältigen und systematischen Erfassung von Symptomen, der Dokumentation über einen längeren Zeitraum hinweg und der bewussten Reflexion über mögliche Einflussfaktoren. Patienten, die diese Prinzipien anwenden, können eine realistischere Einschätzung ihrer gesundheitlichen Situation vornehmen und besser darauf vorbereitet sind, informierte Entscheidungen über das weitere Vorgehen zu treffen. Eine strukturierte Selbstbeobachtung kann dazu beitragen, die Notwendigkeit eines Arztbesuchs besser einzuschätzen, Fehldiagnosen zu vermeiden und das Bewusstsein für die eigene Gesundheit zu schärfen.

3.2 Tagebuchführung zur Symptombewertung

Die Führung eines Tagebuchs zur Symptombewertung ist eine bewährte Methode, um gesundheitliche Veränderungen systematisch zu erfassen und die eigene Wahrnehmung von Beschwerden zu objektivieren. Untersuchungen zeigen, dass viele Symptome in ihrer Intensität, Häufigkeit und Ausprägung schwanken und dass eine kontinuierliche Dokumentation helfen kann, Muster zu erkennen und mögliche Ursachen oder Einflussfaktoren zu identifizieren. Die bewusste Aufzeichnung von Symptomen ermöglicht es, Veränderungen über einen längeren Zeitraum hinweg nachzuvollziehen und eine realistischere Einschätzung der eigenen gesundheitlichen Situation vorzunehmen.

Ein wesentlicher Vorteil der Tagebuchführung besteht darin, dass sie dazu beiträgt, subjektive Verzerrungen in der Wahrnehmung zu minimieren. Menschen neigen dazu, sich besonders an starke oder unangenehme Beschwerden zu erinnern, während sie leichtere Symptome oder Phasen der Besserung häufig ausblenden. Dies kann zu einer verzerrten Einschätzung führen, in der Beschwerden als gleichbleibend intensiv wahrgenommen werden, obwohl sie tatsächlich Schwankungen unterliegen. Durch die regelmäßige schriftliche Erfassung von Symptomen können solche Wahrnehmungsverzerrungen reduziert und eine genauere Beurteilung ermöglicht werden.

Hier ist ein Beispiel für ein strukturiertes Symptomtagebuch, das zur systematischen Erfassung und Analyse von gesundheitlichen Beschwerden genutzt werden kann. Es ist so gestaltet, dass es sowohl auf Papier als auch digital, beispielsweise als Notiz auf dem Handy oder in einer App, geführt werden kann.

Symptomtagebuch

Datum:

1. Beschreibung der Hauptsymptome:

- Welche Symptome treten auf?
- Wie fühlt sich das Symptom an (z. B. stechend, drückend, ziehend, brennend, pochend)?
- Wo genau tritt das Symptom auf (z. B. Kopf, Bauch, Gelenke, Brust, Haut)?
- Strahlt das Symptom aus oder bleibt es an einer bestimmten Stelle?

2. Zeitpunkt und Verlauf der Symptome:

- Wann ist das Symptom zum ersten Mal aufgetreten?
- Ist das Symptom konstant oder tritt es in bestimmten Abständen auf?
- Gibt es eine bestimmte Tageszeit, zu der es verstärkt oder schwächer wird?
- Hat sich das Symptom in den letzten Tagen oder Wochen verändert?

3. Intensität des Symptoms:

- Wie stark ist das Symptom auf einer Skala von 1 (leicht) bis 10 (sehr stark)?
- Beeinträchtigt das Symptom den Alltag (z. B. Schlaf, Arbeit, Bewegung, Konzentration)?

4. Begleitsymptome:

- Treten weitere Beschwerden auf, wie Fieber, Müdigkeit, Schwindel, Übelkeit, Atemnot, Hautveränderungen, Gewichtsveränderungen?
- Falls ja, wann und in welchem Zusammenhang treten diese auf?

5. Mögliche Auslöser und Einflussfaktoren:

- Gab es einen bestimmten Auslöser oder eine Veränderung (z. B. Ernährung, Wetter, Stress, körperliche Anstrengung, Schlafmangel, Medikamenteneinnahme)?
- Verstärken oder lindern bestimmte Aktivitäten, Lebensmittel oder Medikamente das Symptom?

6. Eingenommene Medikamente oder Behandlungen:

- Welche Medikamente, Nahrungsergänzungsmittel oder pflanzlichen Präparate wurden eingenommen?
- Haben diese eine Wirkung auf das Symptom gehabt?

7. Dokumentation besonderer Auffälligkeiten:

- Sind Hautveränderungen, Schwellungen oder andere äußerlich sichtbare Symptome aufgetreten? (Falls möglich, Fotos zur Dokumentation hinzufügen.)
- Gab es Veränderungen im Stuhlgang, Urin, Atem oder Herzschlag?

8. Notizen für den nächsten Arzttermin:

- Welche Fragen sollten dem Arzt gestellt werden?
- Welche Beobachtungen sollten besonders angesprochen werden?
- Welche Unsicherheiten oder Sorgen bestehen bezüglich der Symptome?

Dieses Symptomtagebuch kann täglich oder nur bei Auftreten neuer Beschwerden ausgefüllt werden. Es dient dazu, Muster zu erkennen, mögliche Auslöser zu identifizieren und den Verlauf der Symptome objektiver einzuschätzen.

Die systematische Dokumentation von Symptomen sollte möglichst detailliert erfolgen und verschiedene relevante Faktoren berücksichtigen. Es reicht nicht aus, lediglich das Vorhandensein eines Symptoms zu notieren, sondern dass auch Aspekte wie Zeitpunkt, Dauer, Intensität, Begleiterscheinungen und mögliche Auslöser erfasst werden sollten. Besonders wichtig ist es, den zeitlichen Verlauf der Beschwerden festzuhalten, da viele Erkrankungen charakteristische Muster aufweisen, die bei der Diagnosestellung eine entscheidende Rolle spielen können. Die Beobachtung, ob Symptome morgens, abends oder in bestimmten Situationen stärker auftreten, kann wertvolle Hinweise auf die zugrunde liegende Ursache liefern.

Ein weiterer wichtiger Aspekt der Tagebuchführung ist die Berücksichtigung von Einflussfaktoren, die die

Symptome verstärken oder abschwächen könnten. Zahlreiche Beschwerden werden durch Umweltbedingungen, Ernährung, Stress, körperliche Aktivität oder Schlafverhalten beeinflusst. Die bewusste Dokumentation solcher Faktoren kann helfen, Zusammenhänge zu erkennen und mögliche Auslöser zu identifizieren. Dies ist insbesondere bei Erkrankungen wie Migräne, chronischen Schmerzen, Verdauungsbeschwerden oder allergischen Reaktionen von Bedeutung, bei denen bestimmte äußere Einflüsse eine wesentliche Rolle spielen.

Die regelmäßige Führung eines Symptomtagebuchs kann nicht nur zur besseren Selbstdiagnose beitragen, sondern auch die Kommunikation mit medizinischem Fachpersonal erleichtern. Viele Patienten haben Schwierigkeiten, ihre Beschwerden im Rahmen eines Arztgesprächs präzise zu schildern, insbesondere wenn Symptome über einen längeren Zeitraum hinweg bestehen oder in unregelmäßigen Abständen auftreten. Ein strukturiertes Tagebuch kann dabei helfen, dem Arzt eine klare Übersicht über den Krankheitsverlauf zu vermitteln und dadurch die Diagnosestellung zu verbessern.

Die Wahl des geeigneten Formats für ein Symptomtagebuch hängt von den individuellen Vorlieben und der jeweiligen Situation ab. Einige Patienten bevorzugen traditionelle Tagebücher, in denen sie ihre Symptome in freier Form festhalten, während andere digitale Plattformen oder spezielle Gesundheits-Apps nutzen, die eine systematische Erfassung erleichtern und statistische Auswertungen ermöglichen.

Die langfristige Führung eines Tagebuchs kann auch helfen, Veränderungen im Gesundheitszustand frühzeitig zu erkennen und rechtzeitig medizinische Maßnahmen einzuleiten. Chronische Erkrankungen beginnen oft schleichend und eine frühzeitige Dokumentation erster Symptome kann dazu beitragen, eine schnelle Diagnose und Behandlung zu ermöglichen. Auch bei akuten Erkrankungen kann die Führung eines Tagebuchs wertvolle Hinweise liefern, indem sie aufzeigt, ob sich Beschwerden spontan bessern oder ob eine medizinische Abklärung erforderlich ist.

3.3 Einfluss von Emotionen, Stress und Erwartungshaltung auf die Wahrnehmung

Die Wahrnehmung von körperlichen Symptomen wird maßgeblich durch emotionale Zustände, Stressbelastung und individuelle Erwartungshaltungen beeinflusst. Die Interpretation von Beschwerden hängt nicht nur von deren objektiver Intensität ab, sondern auch davon, in welchem emotionalen und psychischen Zustand sich eine Person befindet. Die enge Verbindung zwischen Psyche und Körper zeigt sich insbesondere darin, dass Stress, Angst und Erwartungshaltungen körperliche Reaktionen hervorrufen oder bestehende Symptome verstärken können, ohne dass eine organische Erkrankung vorliegt. Gleichzeitig kann eine ausgeprägte emotionale Belastung dazu führen, dass ernsthafte Beschwerden übersehen oder fehlinterpretiert werden.

Emotionen spielen eine zentrale Rolle bei der Bewertung von Symptomen. Angst und Besorgnis können die Wahrnehmung von Schmerzen verstärken, während positive Emotionen und Ablenkung die Schmerzintensität verringern. Dieser Mechanismus wird in der Medizin als Schmerzmodulation beschrieben und erklärt, warum Schmerzen in stressreichen oder belastenden Situationen oft als intensiver empfunden werden als in entspannten Momenten. Auch allgemeine körperliche Beschwerden wie Schwindel, Übelkeit oder Herzrasen werden unter dem Einfluss negativer Emotionen verstärkt wahrgenommen, was zu einer Fehleinschätzung der eigenen gesundheitlichen Situation führen kann.

Stress ist einer der bedeutendsten Faktoren, die die körperliche Wahrnehmung beeinflussen. Anhaltender Stress führt zu einer erhöhten Ausschüttung von Stresshormonen, die wiederum zahlreiche körperliche Reaktionen hervorrufen. Dazu gehören unter anderem eine gesteigerte Herzfrequenz, eine erhöhte Muskelspannung, eine veränderte Durchblutung und eine Aktivierung des Nervensystems. Diese physiologischen Veränderungen können Symptome hervorrufen, die fälschlicherweise als Anzeichen einer ernsthaften Erkrankung interpretiert werden. Gleichzeitig kann chronischer Stress bestehende Beschwerden verstärken, da er das Immunsystem schwächt, entzündliche Prozesse im Körper fördert und die Regenerationsfähigkeit des Organismus beeinträchtigt.

Die Erwartungshaltung spielt eine entscheidende Rolle bei der Wahrnehmung und Bewertung von Symptomen. Menschen neigen dazu, Symptome stärker zu empfinden, wenn sie davon überzeugt sind, krank zu sein. Dieses Phänomen wird als Nocebo-Effekt bezeichnet und beschreibt die negative Erwartungshaltung, die dazu führt, dass Beschwerden verstärkt wahrgenommen oder sogar neu auftreten. Das Gegenteil dieses Effekts ist der Placebo-Effekt, bei dem eine positive Erwartungshaltung zu einer Linderung von Symptomen führt, selbst wenn keine medizinisch wirksame Behandlung erfolgt. Der Nocebo-Effekt ist besonders häufig bei Personen zu beobachten, die sich intensiv mit möglichen Krankheiten beschäftigen oder bereits negative Erfahrungen mit gesundheitlichen Problemen gemacht haben.

Ein weiteres Beispiel für die Einflussnahme der Erwartungshaltung auf die Wahrnehmung von Symptomen zeigt sich in der sogenannten somatosensorischen Verstärkung. Untersuchungen belegen, dass Menschen, die sich stark auf ihren Körper konzentrieren, oft vermehrt Symptome wahrnehmen und diese als intensiver empfinden. Dieser Mechanismus erklärt, warum Menschen, die sich aus Angst vor einer bestimmten Erkrankung übermäßig mit ihren körperlichen Empfindungen beschäftigen, häufiger Beschwerden berichten als Personen, die weniger auf ihren Körper achten. Eine übermäßige Selbstbeobachtung kann dazu führen, dass normale Körperfunktionen als ungewöhnlich oder besorgniserregend wahrgenommen werden, was wiederum Angst und Unsicherheit verstärkt.

Die Wechselwirkungen zwischen Emotionen, Stress und Erwartungshaltungen haben auch einen erheblichen Einfluss auf die Selbstdiagnose. Patienten, die sich stark auf mögliche Krankheiten fokussieren, neigen häufiger zu Fehldiagnosen, da sie harmlose Symptome als Anzeichen einer ernsthaften Erkrankung interpretieren. Gleichzeitig kann eine zu geringe Achtsamkeit gegenüber dem eigenen Körper dazu führen, dass ernsthafte Beschwerden nicht rechtzeitig erkannt werden. Die Herausforderung der Selbstdiagnose besteht darin, eine ausgewogene Wahrnehmung der eigenen Symptome zu entwickeln, die weder von übermäßiger Besorgnis noch von Gleichgültigkeit geprägt ist.

Die bewusste Reflexion über die eigenen Emotionen und Stressbelastungen kann dazu beitragen, eine realistischere Einschätzung der eigenen gesundheitlichen Situation vorzunehmen. Die bewusste Berücksichtigung von psychischen Einflussfaktoren in der Selbstdiagnose kann helfen, Fehleinschätzungen zu vermeiden und eine differenziertere Betrachtung der eigenen Beschwerden zu ermöglichen. Die Fähigkeit, zwischen stressbedingten oder emotional beeinflussten Symptomen und tatsächlichen körperlichen Erkrankungen zu unterscheiden, ist daher eine wesentliche Kompetenz im Rahmen der Selbstdiagnose.

3.4 Wann Eigenbeobachtung nützlich ist und wann sie in die Irre führt

Die Eigenbeobachtung des eigenen Körpers ist ein wichtiger Bestandteil der Selbstdiagnose und kann in vielen Fällen hilfreich sein, um gesundheitliche Veränderungen frühzeitig zu erkennen, Symptome besser zu verstehen und fundierte Entscheidungen über das weitere Vorgehen zu treffen. Untersuchungen zeigen, dass eine bewusste Wahrnehmung des eigenen Körpers dazu beitragen kann, Krankheiten in einem frühen Stadium zu identifizieren, den Erfolg von therapeutischen Maßnahmen zu überprüfen und eine präzisere Kommunikation mit medizinischem Fachpersonal zu ermöglichen. Gleichzeitig gibt es jedoch zahlreiche Situationen, in denen eine übermäßige oder unsachgemäße Eigenbeobachtung zu Fehlschlüssen führt und das Risiko für Fehldiagnosen oder unnötige Ängste erhöht. Die Herausforderung besteht darin, eine ausgewogene Herangehensweise an die Selbstdiagnose zu entwickeln, die zwischen sinnvollen und irreführenden Beobachtungen unterscheidet.

Die Eigenbeobachtung ist besonders nützlich, wenn sie systematisch erfolgt und mit einer realistischen Einschätzung der eigenen Symptome verbunden ist. Eine regelmäßige und strukturierte Dokumentation von Beschwerden trägt dazu bei, Muster und Veränderungen frühzeitig zu erkennen und eine fundierte Grundlage für eine medizinische Abklärung zu schaffen. Insbesondere bei chronischen Erkrankungen oder unklaren

Beschwerden kann eine bewusste Selbstbeobachtung helfen, Zusammenhänge zwischen Symptomen und möglichen Einflussfaktoren zu identifizieren. Dies kann beispielsweise bei Migräne, Magen-Darm-Problemen oder Autoimmunerkrankungen von Bedeutung sein, bei denen Symptome oft durch bestimmte Umweltbedingungen, Ernährungsgewohnheiten oder psychische Faktoren beeinflusst werden.

Die Eigenbeobachtung kann auch dabei helfen, die Dringlichkeit eines Arztbesuchs besser einzuschätzen. Viele Menschen nehmen entweder zu früh oder zu spät medizinische Hilfe in Anspruch, weil sie Schwierigkeiten haben, ihre Symptome richtig zu bewerten. Eine bewusste Selbstbeobachtung kann dazu beitragen, Warnsignale des Körpers zu erkennen und rechtzeitig ärztlichen Rat einzuholen, wenn Symptome auf eine ernsthafte Erkrankung hindeuten. Gleichzeitig kann sie helfen, übermäßige Ängste zu vermeiden, indem sie zeigt, dass viele Beschwerden harmlos sind und sich im Laufe der Zeit von selbst wieder bessern.

Die Eigenbeobachtung führt jedoch in die Irre, wenn sie von einer übermäßigen Fokussierung auf Symptome geprägt ist oder wenn sie zu Fehlschlüssen über die eigene gesundheitliche Situation führt. Studien belegen, dass Menschen, die sich intensiv mit möglichen Krankheiten beschäftigen oder sich stark auf ihre Symptome konzentrieren, häufiger Beschwerden wahrnehmen und diese als schwerwiegender empfinden. Dieser Mechanismus kann dazu führen, dass normale körperliche

Empfindungen oder harmlose Abweichungen als Anzeichen einer ernsthaften Erkrankung fehlinterpretiert werden. Die sogenannte somatosensorische Verstärkung beschreibt das Phänomen, dass die bewusste Fokussierung auf bestimmte Körpersignale dazu führt, dass sie verstärkt wahrgenommen werden, selbst wenn sie keinen krankhaften Ursprung haben.

Die Eigenbeobachtung kann auch dann irreführend sein, wenn sie durch Fehlinformationen oder eine selektive Wahrnehmung beeinflusst wird. Erkenntnisse zeigen, dass viele Menschen dazu neigen, Symptome auf der Grundlage von Internetrecherchen oder unzuverlässigen Quellen zu interpretieren, ohne eine wissenschaftliche Einordnung vorzunehmen. Dies kann dazu führen, dass harmlose Beschwerden mit schwerwiegenden Erkrankungen in Verbindung gebracht werden oder dass wichtige Differenzialdiagnosen übersehen werden. Besonders problematisch ist dies in Fällen, in denen Menschen sich auf eine bestimmte Erkrankung fixieren und gezielt nach Bestätigung für ihre Vermutung suchen, anstatt eine objektive Betrachtung ihrer Symptome vorzunehmen.

Die Eigenbeobachtung kann ebenfalls in die Irre führen, wenn sie zu einer übermäßigen Selbstdiagnose oder zu einer diagnostischen Fixierung führt. Menschen, die sich intensiv mit ihren Symptomen beschäftigen, haben oft Schwierigkeiten, alternative Erklärungen in Betracht zu ziehen oder ihre Beschwerden aus einer neutralen Perspektive zu bewerten. Dies kann dazu führen, dass sie sich selbst eine schwerwiegende Erkrankung diagnostizieren, obwohl eine harmlose Ursache vorliegt, oder dass sie wiederholt medizinische Untersuchungen durchführen lassen, obwohl keine medizinische Notwendigkeit besteht. In extremen Fällen kann eine übermäßige Fokussierung auf Symptome zu einer Krankheitsangststörung führen, bei der Patienten überzeugt sind, an einer schweren Krankheit zu leiden, obwohl keine medizinischen Hinweise darauf vorliegen.

Die sinnvolle Eigenbeobachtung erfordert eine ausgewogene Herangehensweise, die zwischen bewusster Wahrnehmung und kritischer Reflexion unterscheidet. Eine realistische Selbstdiagnose basiert auf der Fähigkeit, Symptome objektiv zu bewerten, sie in einen gesundheitlichen Kontext einzuordnen und die eigene Wahrnehmung kritisch zu hinterfragen.

4. Körperliche Systeme und ihre häufigsten Erkrankungen

4.1 Atmungssystem: Atemnot, Husten, Brustschmerzen – mögliche Ursachen und Differenzierung

Das Atmungssystem spielt eine zentrale Rolle für die Sauerstoffversorgung des Körpers und ist für die Aufrechterhaltung lebenswichtiger Funktionen unerlässlich. Beschwerden wie Atemnot, Husten oder Brustschmerzen können auf eine Vielzahl von Erkrankungen hinweisen, die sowohl harmloser Natur sein als auch auf ernsthafte gesundheitliche Probleme hindeuten können.

4.1.1. Atemnot

Atemnot kann sich auf unterschiedliche Weise äußern und in verschiedenen Situationen auftreten. Sie wird von Betroffenen oft als unangenehmes Gefühl beschrieben, nicht ausreichend Luft zu bekommen, schwer atmen zu müssen oder eine erschwerte Atmung wahrzunehmen. Die Wahrnehmung von Atemnot kann dabei stark variieren und von einem leichten Beklemmungsgefühl bis hin zu schwerster Luftnot reichen. Die Ursachen für Atemnot sind vielfältig und können sowohl auf Erkrankungen der Atemwege und des Herz-Kreislauf-Systems als auch auf Stoffwechselstörungen oder psychische Faktoren zurückzuführen sein. Da Atemnot in bestimmten Fällen auf lebensbedrohliche Erkrankungen hinweisen kann, ist eine bewusste Selbstbeobachtung entscheidend, um zwischen harmlosen Ursachen und ernstzunehmenden Warnsignalen zu unterscheiden.

Akut auftretende, schwere Atemnot mit begleitender Brustenge kann ein Hinweis auf eine Herzerkrankung oder eine Lungenembolie sein. Plötzliche Luftnot, die ohne erkennbare äußere Ursache auftritt und mit einem Druckgefühl in der Brust, Schmerzen oder Schwindel einhergeht, kann auf einen Herzinfarkt oder eine Herzinsuffizienz hinweisen, bei der das Herz nicht mehr in der Lage ist, den Körper ausreichend mit Sauerstoff zu versorgen. In solchen Fällen kommt es oft zu einer zusätzlichen Blaufärbung der Lippen oder der Fingernägel, da der Sauerstoffgehalt im Blut sinkt. Eine akute Lungenembolie, bei der ein Blutgerinnsel die Lungengefäße blockiert, kann ebenfalls zu plötzlich einsetzender Atemnot führen, die mit Brustschmerzen, Herzrasen und einer schnellen Verschlechterung des Allgemeinzustands verbunden ist. Diese Symptome erfordern eine sofortige medizinische Abklärung, da eine Verzögerung der Behandlung lebensbedrohliche Folgen haben kann.

Allmählich zunehmende Atemnot, die vor allem bei körperlicher Belastung auftritt, deutet häufig auf chronische Erkrankungen der Lunge oder des Herz-Kreislauf-Systems hin. Asthma bronchiale ist eine häufige Ursache für belastungsabhängige Luftnot, die durch eine Verengung der Bronchien und eine erhöhte Schleimproduktion gekennzeichnet ist. Die Betroffenen verspüren oft ein Engegefühl in der Brust, begleitet von pfeifenden

Atemgeräuschen und gelegentlichem Husten. Diese Symptome treten besonders nach körperlicher Anstrengung, bei kalter Luft oder durch den Kontakt mit Allergenen auf und können durch bronchienerweiternde Medikamente gelindert werden. Eine chronisch obstruktive Lungenerkrankung entwickelt sich schleichend und äußert sich durch eine zunehmende Atemnot bei alltäglichen Belastungen wie Treppensteigen oder längeren Gehstrecken. Die Lungenfunktion ist hierbei dauerhaft eingeschränkt, da eine chronische Entzündung der Atemwege zu einer Verengung der Bronchien und einem erhöhten Widerstand bei der Atmung führt.

Herz-Kreislauf-Erkrankungen können ebenfalls zu Atemnot führen, insbesondere wenn das Herz nicht mehr in der Lage ist, den Sauerstoffbedarf des Körpers ausreichend zu decken. Eine Herzinsuffizienz führt häufig dazu, dass Betroffene zunächst nur bei körperlicher Aktivität Luftnot verspüren, während sich die Beschwerden im fortgeschrittenen Stadium auch in Ruhe zeigen. In schweren Fällen kommt es zu nächtlicher Atemnot, die durch das Liegen verstärkt wird, da sich Flüssigkeit in der Lunge sammelt und das Atmen erschwert.

Stoffwechselstörungen wie eine Blutarmut oder ein gestörter Säure-Basen-Haushalt können ebenfalls Atemnot verursachen. Eine Anämie führt dazu, dass der Sauerstofftransport im Blut eingeschränkt ist, wodurch der Körper durch eine beschleunigte Atmung versucht, den Sauerstoffmangel auszugleichen. Menschen mit

Eisenmangel oder chronischen Erkrankungen, die mit einer verminderten Bildung roter Blutkörperchen einhergehen, berichten häufig über eine diffuse Luftnot, die nicht direkt mit einer Erkrankung der Lunge oder des Herzens zusammenhängt. Auch eine Übersäuerung des Blutes, wie sie bei einer schlecht eingestellten Diabetes-Erkrankung auftreten kann, kann das Atemzentrum stimulieren und zu einer verstärkten Atmung führen.

Neben diesen körperlichen Ursachen kann Atemnot auch durch psychische Faktoren ausgelöst oder verstärkt werden. Menschen, die unter Panikattacken oder Angststörungen leiden, berichten oft von einem plötzlichen Gefühl der Luftnot, das mit Herzklopfen, Schwindel und Zittern einhergeht. Diese Form der Atemnot entsteht, weil das vegetative Nervensystem überaktiv ist und eine Hyperventilation auslöst, bei der zu viel Kohlendioxid abgeatmet wird. Dies führt zu einem Ungleichgewicht im Säure-Basen-Haushalt, das Kribbeln in den Fingern, Engegefühle in der Brust und das Gefühl der drohenden Erstickung verursachen kann. Diese Symptome sind für die Betroffenen oft extrem beängstigend, obwohl sie nicht auf eine organische Erkrankung zurückzuführen sind.

Die bewusste Selbstbeobachtung kann helfen, zwischen körperlichen und psychischen Ursachen der Atemnot zu unterscheiden. Ein wichtiges Kriterium ist der Zusammenhang zwischen der Atemnot und bestimmten Auslösern. Wenn die Beschwerden verstärkt in stressreichen Situationen auftreten und in entspannten Phasen nachlassen, spricht dies eher für eine psychosomatische Komponente. Auch die Art der Atemnot kann Hinweise auf die zugrunde liegende Ursache geben. Atemnot, die sich durch eine bewusste Steuerung der Atmung oder durch Ablenkung verringert, ist häufig psychisch bedingt. Körperlich verursachte Atemnot bleibt dagegen in der Regel unabhängig von der mentalen Situation bestehen und verstärkt sich oft bei körperlicher Belastung.

Die genaue Beobachtung des zeitlichen Verlaufs der Symptome ist ein weiterer wichtiger Faktor. Plötzlich einsetzende, schwere Atemnot mit Brustschmerzen oder Bewusstseinsveränderungen sollte immer als Notfall betrachtet und sofort ärztlich abgeklärt werden. Atemnot, die über Wochen oder Monate langsam zunimmt und mit Husten oder verminderter Belastbarkeit verbunden ist, könnte auf eine chronische Lungenerkrankung oder eine Herzerkrankung hindeuten. Wenn die Atemnot vor allem in stressreichen Phasen auftritt, ohne dass eine organische Ursache erkennbar ist, kann es hilfreich sein, sich mit Techniken zur Atemkontrolle und Stressbewältigung auseinanderzusetzen.

4.1.2. Husten

Husten ist ein häufiges Symptom des Atmungssystems und kann in unterschiedlichster Form auftreten. Er ist ein natürlicher Schutzreflex des Körpers, der dazu dient, Fremdkörper, Schleim oder Krankheitserreger aus den Atemwegen zu entfernen. Die Mechanismen des

Hustens sind komplex und werden durch eine Vielzahl von Reizen ausgelöst, die das sensible Hustenreflexzentrum im Gehirn aktivieren. Dabei spielen sowohl mechanische als auch chemische Reize eine Rolle, die entweder durch eine Reizung der Atemwegsschleimhaut oder durch eine Überempfindlichkeit des Nervensystems entstehen. Da Husten eine Vielzahl von Ursachen haben kann, ist eine genaue Beobachtung des Verlaufs, der begleitenden Symptome und möglicher Auslöser entscheidend, um zwischen harmlosen und ernsthaften Erkrankungen zu unterscheiden.

Akuter Husten tritt plötzlich auf und ist in den meisten Fällen die Folge einer Infektion der oberen oder unteren Atemwege. Erkältungen, Grippe oder eine akute Bronchitis führen häufig zu einem vorübergehenden Husten, der durch die Entzündungsreaktion der Atemwegsschleimhaut ausgelöst wird. In der Anfangsphase ist der Husten oft trocken und reizend, da die Schleimhäute durch Viren oder Bakterien gereizt sind. Im weiteren Verlauf der Infektion kann der Husten produktiv werden, was bedeutet, dass vermehrt Schleim abgehustet wird, der aus entzündlichem Sekret und abgestorbenen Zellen besteht. In den meisten Fällen klingt dieser Husten nach einigen Tagen oder Wochen wieder ab, sobald sich die Atemwege regenerieren.

Ein trockener Reizhusten kann jedoch auch durch andere Faktoren ausgelöst werden. Eine übermäßige Reizung der Atemwegsschleimhaut durch Schadstoffe wie Rauch, Feinstaub oder chemische Dämpfe kann einen anhaltenden trockenen Husten verursachen, der unabhängig von einer Infektion besteht. Auch Allergien, insbesondere gegen Pollen, Hausstaub oder Tierhaare, können zu einem trockenen, krampfartigen Husten führen, der durch eine übersteigerte Immunreaktion auf harmlose Umweltstoffe entsteht. Eine weitere häufige Ursache für trockenen Husten ist eine Überempfindlichkeit der Atemwege nach einer überstandenen Infektion. In einigen Fällen bleibt der Hustenreflex auch nach der Abheilung einer Erkältung oder Bronchitis für mehrere Wochen bestehen, da die Schleimhäute weiterhin empfindlich auf Reize reagieren.

Produktiver Husten mit Schleimauswurf deutet hingegen häufiger auf eine bakterielle Infektion oder eine chronische Erkrankung der Atemwege hin. Die Farbe und Konsistenz des abgehusteten Schleims kann dabei Hinweise auf die zugrunde liegende Ursache geben. Klarer oder weißlicher Schleim tritt oft bei viralen Infektionen oder allergischen Reaktionen auf, während gelblicher oder grünlicher Schleim auf eine bakterielle Infektion hindeuten kann. Besonders zäher und schwer abhustbarer Schleim ist typisch für chronische Lungenerkrankungen wie die chronisch obstruktive Lungenerkrankung oder eine chronische Bronchitis, bei der die Lungen dauerhaft entzündet sind und eine übermäßige Schleimproduktion vorliegt. Blutig verfärbter Auswurf sollte immer als Warnsignal betrachtet werden, da er auf eine ernsthafte Erkrankung wie eine Lungenentzündung, Tuberkulose oder in seltenen Fällen eine bösartige Erkrankung der Atemwege hinweisen kann.

Chronischer Husten, der über mehrere Wochen anhält, sollte genauer untersucht werden, da er auf eine anhaltende Erkrankung des Atmungssystems oder eine andere systemische Erkrankung hindeuten kann. Asthma ist eine häufige Ursache für chronischen Husten, insbesondere wenn dieser mit pfeifenden Atemgeräuschen, Engegefühlen in der Brust oder nächtlichen Hustenanfällen verbunden ist. Bei dieser Erkrankung sind die Atemwege überempfindlich gegenüber äußeren Reizen, was zu einer anhaltenden Entzündungsreaktion führt, die die Bronchien verengt und die Schleimproduktion erhöht. In vielen Fällen treten asthmatische Hustenanfälle insbesondere nachts oder nach körperlicher Anstrengung auf, da sich die Bronchien in Ruhephasen oder unter Belastung verengen.

Eine chronisch obstruktive Lungenerkrankung kann ebenfalls zu einem langanhaltenden Husten führen, der oft mit Atemnot und vermehrter Schleimbildung verbunden ist. Diese Erkrankung entwickelt sich meist über Jahre hinweg und tritt häufig bei Menschen auf, die über längere Zeit dem Einfluss von Tabakrauch oder anderen schädlichen Umweltfaktoren ausgesetzt waren. Der Husten bei dieser Erkrankung ist in der Regel morgens besonders stark ausgeprägt, da sich über Nacht vermehrt Schleim in den Bronchien ansammelt.

Auch gastroösophagealer Reflux kann eine Ursache für chronischen Husten sein, insbesondere wenn dieser nachts oder nach dem Essen auftritt. Magensäure, die in die Speiseröhre zurückfließt, kann die Schleimhäute reizen und einen reflexartigen Husten auslösen, der oft von Sodbrennen oder einem unangenehmen Brennen im Hals begleitet wird. Diese Form des Hustens tritt häufig nach dem Liegen auf und bessert sich durch eine aufrechte Körperhaltung oder den Verzicht auf säurehaltige Speisen.

Psychische Faktoren können ebenfalls eine Rolle bei der Entstehung und Aufrechterhaltung von Husten spielen. Menschen, die unter anhaltendem Stress, Angststörungen oder psychosomatischen Beschwerden leiden, berichten häufiger über einen chronischen Husten, der keine eindeutige organische Ursache hat. In solchen Fällen kann eine verstärkte Selbstwahrnehmung von Reizen oder eine unbewusste muskuläre Verspannung im Bereich des Kehlkopfes zu einem anhaltenden Räusperzwang oder Reizhusten führen.

4.1.3. Brustschmerzen

Brustschmerzen sind ein Symptom, das vielfältige Ursachen haben kann und sowohl mit Erkrankungen des Atmungssystems, des Herz-Kreislauf-Systems, des Verdauungstrakts als auch mit muskulären Beschwerden in Verbindung stehen kann. Die genaue Beschreibung der Schmerzen, ihrer Intensität, ihres Verlaufs und möglicher Begleitsymptome ist entscheidend, um zwischen harmlosen und ernsthaften Ursachen zu unterscheiden. Da Brustschmerzen oft mit Angst oder Besorgnis verbunden sind, ist eine bewusste Selbstbeobachtung erforderlich, um den Ursprung der Beschwerden realistisch einzuschätzen und gegebenenfalls eine gezielte medizinische Abklärung einzuleiten.

Stechende, atemabhängige Schmerzen im Brustbereich können auf eine Entzündung des Rippenfells oder der Atemwege hindeuten. Das Rippenfell, das die Lunge umgibt und für eine reibungslose Atmung sorgt, kann sich im Rahmen von Infektionen oder entzündlichen Prozessen entzünden, was zu scharfen, stechenden Schmerzen führt, die sich beim Ein- oder Ausatmen verstärken. Diese Form von Brustschmerzen tritt typischerweise in Verbindung mit Atemwegsinfektionen, Bronchitis oder einer Lungenentzündung auf. In einigen Fällen kann auch eine Muskelverspannung oder eine Blockade im Bereich der Brustwirbelsäule ähnliche Beschwerden verursachen, insbesondere wenn die Schmerzen durch Bewegung oder Druck auf bestimmte Stellen verstärkt werden.

Brustschmerzen, die als dumpf, drückend oder beklemmend wahrgenommen werden und in den linken Arm, den Kiefer oder den oberen Rücken ausstrahlen, können auf eine Herzerkrankung hindeuten. Besonders besorgniserregend sind Schmerzen, die unter körperlicher Belastung auftreten und mit Kurzatmigkeit, Schweißausbrüchen oder Schwindel einhergehen, da sie auf eine Durchblutungsstörung des Herzens hindeuten können. Ein Angina-pectoris-Anfall entsteht, wenn die Blutversorgung des Herzmuskels vorübergehend eingeschränkt ist, was zu einem Engegefühl oder

Druckgefühl im Brustkorb führt. Diese Symptome verschwinden oft in Ruhe oder nach der Einnahme gefäßerweiternder Medikamente, sollten jedoch ernst genommen werden, da sie auf eine koronare Herzkrankheit hindeuten können. Ein Herzinfarkt äußert sich durch ähnliche Symptome, jedoch oft mit intensiveren Schmerzen, die länger anhalten und nicht auf Ruhe oder Medikamente ansprechen. In solchen Fällen ist eine sofortige medizinische Notfallversorgung erforderlich, da eine verzögerte Behandlung lebensbedrohliche Folgen haben kann.

Erkrankungen des Verdauungstrakts können ebenfalls Brustschmerzen verursachen, die leicht mit Herzbeschwerden verwechselt werden können. Sodbrennen und gastroösophageale Refluxkrankheiten entstehen, wenn Magensäure in die Speiseröhre zurückfließt und die Schleimhäute reizt. Diese Form von Brustschmerzen tritt häufig nach dem Essen oder im Liegen auf und kann von einem brennenden Gefühl hinter dem Brustbein begleitet werden. Die Beschwerden können sich durch säurehaltige oder fettige Lebensmittel, Alkohol oder Koffein verstärken und bessern sich oft durch das Aufrichten des Oberkörpers oder die Einnahme säurehemmender Medikamente. In einigen Fällen kann eine Entzündung der Speiseröhre oder eine krampfartige Kontraktion der Speiseröhrenmuskulatur zu anhaltenden Schmerzen führen, die sich ähnlich wie ein Angina-pectoris-Anfall anfühlen.

Muskelverspannungen oder Blockaden im Bereich der Brustwirbelsäule sind eine weitere häufige Ursache für Brustschmerzen. Besonders Menschen, die unter Stress oder Fehlhaltungen leiden, entwickeln oft Verspannungen der Brustmuskulatur, die sich als drückende oder ziehende Schmerzen äußern. Diese Beschwerden verstärken sich häufig bei bestimmten Bewegungen oder in bestimmten Körperhaltungen und lassen sich durch Wärme, Massagen oder gezielte Dehnübungen lindern. In einigen Fällen können auch Interkostalneuralgien, bei denen die Nerven zwischen den Rippen gereizt sind, zu anhaltenden Schmerzen führen, die sich bei tiefem Einatmen oder Bewegungen verstärken.

Psychische Faktoren können ebenfalls eine Rolle bei der Wahrnehmung von Brustschmerzen spielen. Angststörungen und Panikattacken gehen häufig mit einem Engegefühl in der Brust, Herzrasen und Atemnot einher, was Betroffene oft als lebensbedrohlich empfinden. Diese Symptome werden durch eine übermäßige Aktivierung des autonomen Nervensystems ausgelöst, wodurch sich die Atemmuskulatur anspannt und ein Druckgefühl im Brustbereich entsteht. In solchen Fällen ist es hilfreich, den Zusammenhang zwischen psychischer Anspannung und den auftretenden Symptomen zu reflektieren und gezielt Entspannungstechniken anzuwenden, um die körperlichen Reaktionen zu regulieren.

Die Differenzierung zwischen den verschiedenen Ursachen von Brustschmerzen erfordert eine bewusste

Selbstbeobachtung, um begleitende Symptome, Auslöser und den Verlauf der Beschwerden richtig einzuordnen. Eine sorgfältige Reflexion darüber, ob die Schmerzen in Ruhe oder unter Belastung auftreten, ob sie von weiteren Beschwerden wie Atemnot, Schwindel oder Übelkeit begleitet werden oder ob sie auf äußere Reize wie Nahrung, Stress oder Bewegung reagieren, kann helfen, eine fundierte Einschätzung vorzunehmen.

4.2 Herz-Kreislauf-System: Blutdruckschwankungen, Schwindel, Brustenge

Das Herz-Kreislauf-System ist für die Aufrechterhaltung der Blut- und Sauerstoffversorgung im gesamten Körper verantwortlich und spielt eine zentrale Rolle für die allgemeine Gesundheit. Blutdruckschwankungen, Schwindel und Brustenge sind Symptome, die auf eine Vielzahl von Erkrankungen des Herz-Kreislauf-Systems hinweisen können.

4.2.1. Blutdruckschwankungen

Blutdruckschwankungen sind ein häufiges Phänomen, das durch eine Vielzahl innerer und äußerer Faktoren beeinflusst wird. Der Blutdruck wird durch ein komplexes Zusammenspiel von Herz, Blutgefäßen, Nerven- und Hormonsystem reguliert, um eine optimale Durchblutung aller Organe zu gewährleisten. Da der Blutdruck ständigen Anpassungen unterliegt, sind natürliche Schwankungen im Tagesverlauf oder unter verschiedenen Bedingungen normal und nicht zwangsläufig ein Hinweis auf eine Erkrankung. Wiederholte oder extreme Abweichungen vom normalen Blutdruckbereich können jedoch auf eine zugrunde liegende Störung des Herz-Kreislauf-Systems oder andere gesundheitliche Probleme hindeuten, die eine gezielte Beobachtung und gegebenenfalls eine medizinische Abklärung erfordern.

Der Blutdruck unterliegt einem natürlichen tageszeitlichen Rhythmus. Morgens steigt er meist an, um den Körper auf die Aktivität des Tages vorzubereiten. Während körperlicher Anstrengung, emotionaler Belastung oder Stresssituationen steigt der Blutdruck kurzfristig an, da das Herz schneller schlägt und die Blutgefäße sich verengen, um die Muskulatur und das Gehirn mit ausreichend Sauerstoff und Nährstoffen zu versorgen. In Ruhephasen oder während des Schlafs sinkt der Blutdruck in der Regel ab, da der Körper weniger Energie benötigt und die Durchblutung auf ein Grundniveau reduziert wird.

Kurzfristige Blutdruckschwankungen sind daher in den meisten Fällen harmlos und stellen eine normale Anpassung an die wechselnden Anforderungen des Körpers dar. Dennoch können übermäßige Schwankungen oder dauerhaft veränderte Werte auf eine gestörte Blutdruckregulation hinweisen. Ein dauerhaft erhöhter Blutdruck bedeutet, dass das Herz kontinuierlich mit einer höheren Belastung arbeiten muss, um das Blut durch die Gefäße zu pumpen. Dies führt zu einer verstärkten

Beanspruchung der Gefäßwände, die im Laufe der Zeit an Elastizität verlieren und anfälliger für Verkalkungen, Gefäßverengungen und Ablagerungen werden können. Ein unbehandelter Bluthochdruck erhöht das Risiko für schwerwiegende Erkrankungen wie Schlaganfälle, Herzinfarkte oder chronische Nierenschäden.

Bluthochdruck verursacht in den frühen Stadien oft keine spürbaren Symptome, weshalb er lange Zeit unbemerkt bleiben kann. Manche Menschen berichten über unspezifische Beschwerden wie Kopfschmerzen, innere Unruhe, Schlafstörungen oder ein verstärktes Herzklopfen. In einigen Fällen kann ein stark erhöhter Blutdruck Schwindel, Nasenbluten oder Sehstörungen auslösen, da der erhöhte Druck die kleinen Blutgefäße in empfindlichen Organen wie den Augen oder dem Gehirn belastet. Ein plötzlicher und stark ansteigender Blutdruck kann zudem zu einer hypertensiven Krise führen, die von massiven Kopfschmerzen, Brustschmerzen, Atemnot oder Bewusstseinsstörungen begleitet sein kann und eine sofortige medizinische Behandlung erfordert.

Niedriger Blutdruck kann ebenfalls zu gesundheitlichen Problemen führen, insbesondere wenn die Durchblutung lebenswichtiger Organe beeinträchtigt wird. Ein zu niedriger Blutdruck kann durch eine unzureichende Flüssigkeitszufuhr, eine verminderte Herzleistung oder eine gestörte Regulation der Gefäßspannung entstehen. Besonders häufig treten niedrige Blutdruckwerte morgens nach dem Aufstehen oder nach längerem Stehen auf, da das Blut durch die Schwerkraft in die unteren

Körperregionen absackt und das Gehirn kurzfristig nicht ausreichend durchblutet wird. Menschen mit niedrigem Blutdruck berichten häufig über Schwindel, Müdigkeit, Konzentrationsstörungen oder Kältegefühle in Händen und Füßen. In schwereren Fällen kann es zu kurzzeitigen Ohnmachtsanfällen kommen, wenn das Gehirn nicht ausreichend mit Sauerstoff versorgt wird.

Hormonelle Veränderungen spielen ebenfalls eine wichtige Rolle bei der Regulation des Blutdrucks. Schwankungen des Blutdrucks können im Zusammenhang mit hormonellen Umstellungen auftreten, wie sie beispielsweise während des Menstruationszyklus, in der Schwangerschaft oder in den Wechseljahren vorkommen. Auch Erkrankungen der Nebennieren oder eine gestörte Schilddrüsenfunktion können den Blutdruck beeinflussen, da diese Hormondrüsen eine zentrale Rolle in der Regulation des Kreislaufsystems spielen. Ein Ungleichgewicht der Stresshormone wie Adrenalin oder Cortisol kann dazu führen, dass der Blutdruck in belastenden Situationen stark ansteigt oder übermäßige Schwankungen zeigt.

Auch die Ernährung und der Flüssigkeitshaushalt haben einen direkten Einfluss auf den Blutdruck. Eine salzreiche Ernährung kann den Blutdruck erhöhen, da Salz Wasser im Körper bindet und dadurch das Blutvolumen ansteigt. Ein hoher Alkoholkonsum kann den Blutdruck kurzfristig senken, langfristig jedoch zu Bluthochdruck führen. Eine unzureichende Flüssigkeitszufuhr kann dagegen zu einem Abfall des Blutdrucks führen, da das

Blutvolumen sinkt und die Organe nicht mehr ausreichend durchblutet werden.

Die Differenzierung zwischen normalen Blutdruckschwankungen und krankhaften Veränderungen erfordert eine bewusste Selbstbeobachtung, bei der sowohl die gemessenen Werte als auch begleitende Symptome berücksichtigt werden. Menschen, die regelmäßig ihren Blutdruck kontrollieren und über einen längeren Zeitraum dokumentieren, können Muster und Zusammenhänge zwischen bestimmten Auslösern und Veränderungen der Blutdruckwerte besser erkennen. Besonders hilfreich ist es, Blutdruckmessungen zu verschiedenen Tageszeiten durchzuführen und festzuhalten, ob bestimmte Tätigkeiten, Stresssituationen oder körperliche Belastung die Werte beeinflussen.

Eine systematische Dokumentation des Blutdrucks kann helfen, frühzeitig Auffälligkeiten zu erkennen und das individuelle Risiko für kardiovaskuläre Erkrankungen realistisch einzuschätzen. Dabei ist es wichtig, nicht nur die einzelnen Messwerte zu betrachten, sondern auch langfristige Trends und mögliche Auslöser für Schwankungen zu analysieren. Menschen, die regelmäßig ungewöhnlich hohe oder niedrige Blutdruckwerte feststellen oder wiederholt unter Symptomen wie Schwindel, Herzrasen oder anhaltender Müdigkeit leiden, sollten eine ärztliche Abklärung in Betracht ziehen, um mögliche organische Ursachen auszuschließen und gegebenenfalls eine gezielte Behandlung einzuleiten.

Blutdruckschwankungen sind in den meisten Fällen harmlos und eine normale Anpassungsreaktion des Körpers an wechselnde Bedingungen. Die Herausforderung der Selbstdiagnose besteht darin, zwischen physiologischen Schwankungen und pathologischen Veränderungen zu unterscheiden, ohne die Symptome zu unterschätzen oder überzubewerten.

4.2.2. Schwindel

Schwindel ist ein Symptom, das in unterschiedlichster Form auftreten kann und von Betroffenen als Benommenheit, Unsicherheit, Dreh- oder Schwankgefühl wahrgenommen wird. Die Ursachen für Schwindel sind vielfältig und reichen von harmlosen Kreislaufregulationsstörungen bis hin zu ernsthaften Erkrankungen des Nervensystems oder des Herz-Kreislauf-Systems. Eine bewusste Selbstbeobachtung der Art, Dauer und begleitender Symptome des Schwindels kann dabei helfen, zwischen ungefährlichen und behandlungsbedürftigen Ursachen zu unterscheiden.

Schwindelgefühle sind häufig auf vorübergehende Kreislaufregulationsstörungen zurückzuführen, die durch einen kurzfristigen Blutdruckabfall, einen Mangel an Flüssigkeit oder eine plötzliche Lageveränderung entstehen. Besonders nach schnellem Aufstehen aus dem Liegen oder Sitzen kann es zu einer vorübergehenden Minderdurchblutung des Gehirns kommen, was ein Gefühl der Benommenheit oder einen kurzen

Schwarzwerden vor den Augen verursachen kann. Diese Form von Schwindel tritt vor allem bei Menschen mit niedrigem Blutdruck auf, da ihr Kreislaufsystem langsamer auf Lageveränderungen reagiert und das Gehirn nicht sofort mit ausreichend Sauerstoff versorgt wird. Auch länger andauernde körperliche Inaktivität oder eine unzureichende Flüssigkeitszufuhr können dazu beitragen, dass der Kreislauf instabil wird und Schwindel verursacht.

Schwindel kann jedoch auch auf Erkrankungen des Gleichgewichtssystems zurückzuführen sein. Das Gleichgewichtsorgan im Innenohr ist für die Wahrnehmung von Körperbewegungen und die Orientierung im Raum zuständig. Störungen in diesem System, wie sie beispielsweise bei einer Innenohrentzündung oder einem Lagerungsschwindel auftreten, können plötzlichen Drehschwindel mit Übelkeit und Gleichgewichtsstörungen verursachen. Der sogenannte gutartige Lagerungsschwindel entsteht, wenn sich winzige Kalkkristalle im Innenohr lösen und die Sinneszellen in den Bogengängen irritieren. Typischerweise tritt dieser Schwindel anfallsartig auf, besonders bei schnellen Kopfbewegungen oder beim Umdrehen im Bett. Obwohl diese Art von Schwindel unangenehm sein kann, ist sie in der Regel harmlos und lässt sich durch gezielte Lagerungsübungen behandeln.

Anhaltender oder plötzlich auftretender, starker Schwindel kann jedoch auch ein Hinweis auf schwerwiegendere Erkrankungen sein.

Durchblutungsstörungen des Gehirns, wie sie bei einem Schlaganfall oder einer transitorischen ischämischen Attacke auftreten, können mit plötzlich einsetzendem Drehschwindel, Sehstörungen, Sprachproblemen oder Taubheitsgefühlen einhergehen. In solchen Fällen ist eine sofortige medizinische Abklärung erforderlich, da eine frühzeitige Behandlung das Risiko bleibender Schäden erheblich reduzieren kann. Auch Herzrhythmusstörungen können zu wiederkehrendem oder anhaltendem Schwindel führen, da eine unregelmäßige Herzfrequenz die Durchblutung des Gehirns beeinträchtigen kann. Besonders Menschen mit bekannter Herzerkrankung oder einem erhöhten Risiko für Durchblutungsstörungen sollten wiederkehrende oder ungeklärte Schwindelanfälle ernst nehmen und ärztlich abklären lassen.

Ein weiteres mögliches Symptom ist Schwindel, der in Verbindung mit Kopfschmerzen oder Bewusstseinsstörungen auftritt. Wenn sich Schwindel plötzlich mit intensiven Kopfschmerzen, Übelkeit oder neurologischen Ausfällen entwickelt, kann dies auf eine akute Blutung im Gehirn oder eine andere ernsthafte neurologische Erkrankung hinweisen. Diese Art von Schwindel sollte als Warnsignal betrachtet werden und erfordert eine sofortige medizinische Untersuchung, um schwerwiegende Komplikationen zu vermeiden.

Neben körperlichen Ursachen kann Schwindel auch durch psychische Faktoren ausgelöst oder verstärkt werden. Menschen mit Angststörungen oder Panikattacken berichten häufig über Schwindelgefühle, die mit

Herzrasen, Atemnot oder einem Gefühl der Entfremdung verbunden sind. Diese Symptome entstehen, weil das vegetative Nervensystem überaktiviert ist und die Atmung beschleunigt, was zu einem Ungleichgewicht im Säure-Basen-Haushalt führt. In solchen Fällen kann eine bewusste Atemkontrolle helfen, die Symptome zu lindern und den Schwindel zu reduzieren.

4.2.3. Brustenge

Brustenge ist eines der wichtigsten Warnsignale des Herz-Kreislauf-Systems und sollte stets mit besonderer Aufmerksamkeit betrachtet werden, da sie sowohl auf eine harmlose Muskelverspannung als auch auf eine ernsthafte Durchblutungsstörung des Herzens hinweisen kann. Das Gefühl eines Drucks, einer Beklemmung oder eines Einschnürens in der Brust kann durch verschiedene Faktoren ausgelöst werden, darunter eine Minderdurchblutung des Herzmuskels, Entzündungen des Herzens oder Funktionsstörungen der Herzklappen. Die genaue Beobachtung der Intensität, der Begleitsymptome und der auslösenden Faktoren kann helfen, zwischen harmlosen und bedrohlichen Ursachen zu unterscheiden.

Ein plötzlich auftretendes, starkes Engegefühl in der Brust, das möglicherweise in den linken Arm, den Kiefer oder den oberen Rücken ausstrahlt, kann ein Anzeichen für eine akute Durchblutungsstörung des Herzmuskels sein. Diese Form der Brustenge entsteht, wenn die

Koronararterien, die den Herzmuskel mit Sauerstoff versorgen, vorübergehend oder dauerhaft verengt sind und nicht mehr genügend Blut zum Herzmuskel transportieren können. In solchen Fällen kann das Engegefühl in der Brust von weiteren Symptomen wie Atemnot, Übelkeit, Schweißausbrüchen oder Schwindel begleitet sein. Besonders besorgniserregend sind Schmerzen oder Druckgefühle, die während körperlicher Belastung auftreten und sich in Ruhe bessern, da dies auf eine Angina Pectoris hindeuten kann, eine Erkrankung, die durch eine Minderdurchblutung des Herzens gekennzeichnet ist.

Ein Herzinfarkt äußert sich durch ähnliche Symptome, jedoch mit einem intensiveren und anhaltenden Schmerz, der nicht auf Ruhe oder Medikamenteneinnahme anspricht. In einigen Fällen können die Beschwerden bei Frauen oder älteren Menschen unspezifischer sein und sich durch ungewöhnliche Symptome wie starke Müdigkeit, Übelkeit oder Rückenschmerzen äußern. Da ein Herzinfarkt eine sofortige medizinische Versorgung erfordert, sollte bei einem anhaltenden Engegefühl in der Brust umgehend ärztliche Hilfe in Anspruch genommen werden, um eine schwerwiegende Schädigung des Herzmuskels zu verhindern.

Neben einer Durchblutungsstörung des Herzens können auch Entzündungen des Herzmuskels oder des Herzbeutels zu Brustenge führen. Eine Herzmuskelentzündung kann infolge einer viralen oder bakteriellen Infektion entstehen und sich durch anhaltende

Brustschmerzen, Abgeschlagenheit und eine verminderte körperliche Leistungsfähigkeit äußern. Die Beschwerden sind oft unabhängig von körperlicher Belastung und können auch in Ruhe bestehen bleiben. Eine Entzündung des Herzbeutels kann ebenfalls Schmerzen im Brustbereich verursachen, die sich typischerweise beim Atmen oder in bestimmten Körperhaltungen verstärken.

Funktionelle Störungen der Herzklappen können ebenfalls eine Brustenge hervorrufen, insbesondere wenn die Herzklappen nicht mehr richtig öffnen oder schließen. Eine Verengung oder Undichtigkeit der Herzklappen kann dazu führen, dass das Herz nicht mehr effizient arbeitet und der Körper unzureichend mit Blut versorgt wird. Menschen mit einer Herzklappenerkrankung berichten häufig über Druckgefühle in der Brust, Atemnot oder Schwindel, insbesondere bei körperlicher Anstrengung.

Auch Erkrankungen des Verdauungstrakts können Brustenge verursachen, die leicht mit Herzbeschwerden verwechselt werden können. Sodbrennen oder gastroösophageale Refluxkrankheiten entstehen, wenn Magensäure in die Speiseröhre zurückfließt und dort die Schleimhäute reizt. Diese Form von Brustenge tritt oft nach dem Essen oder im Liegen auf und kann sich durch säurehemmende Medikamente bessern. Da die Beschwerden von Refluxkrankheiten in ihrer Intensität und Lokalisation denen einer Herzkrankheit ähneln können, ist eine genaue Differenzierung erforderlich, um eine unnötige Besorgnis zu vermeiden und gleichzeitig ernste Herzerkrankungen nicht zu übersehen.

Muskuläre Verspannungen oder Blockaden im Bereich des Brustkorbs oder der oberen Wirbelsäule sind eine weitere häufige Ursache für Brustenge. Menschen, die unter Stress oder einer schlechten Körperhaltung leiden, entwickeln oft Verspannungen der Brust- und Schultermuskulatur, die sich als drückende oder ziehende Schmerzen äußern. Diese Beschwerden sind häufig bewegungsabhängig, können sich bei bestimmten Haltungen verstärken und lassen sich durch Wärme oder gezielte Entspannungstechniken lindern.

Psychische Faktoren spielen ebenfalls eine bedeutende Rolle bei der Entstehung von Brustenge. Angststörungen oder Panikattacken können ein starkes Engegefühl in der Brust hervorrufen, das von Atemnot, Herzrasen und einem Gefühl der Beklemmung begleitet wird. Diese Symptome entstehen durch eine übermäßige Aktivierung des vegetativen Nervensystems, das die Muskelspannung erhöht und die Atmung verändert. In solchen Fällen kann eine bewusste Atemkontrolle oder Ablenkung helfen, die Symptome zu lindern.

Die Selbstbeobachtung von Brustenge in Kombination mit anderen Symptomen wie Blutdruckveränderungen, Schwindel oder Herzrasen kann helfen, Warnsignale des Herz-Kreislauf-Systems frühzeitig zu erkennen. Eine bewusste Dokumentation der Intensität, des zeitlichen Verlaufs und möglicher Auslöser kann dazu beitragen, Veränderungen rechtzeitig zu bemerken und gegebenenfalls ärztliche Hilfe in Anspruch zu nehmen. Besonders wichtig ist es, auf wiederkehrende Muster zu achten, beispielsweise ob Brustenge regelmäßig bei körperlicher Belastung auftritt, sich durch Ruhe bessert oder ob sie von weiteren Symptomen wie Atemnot oder Schwäche begleitet wird.

Die Herausforderung der Selbstdiagnose besteht darin, eine realistische Einschätzung vorzunehmen und auf Warnsignale des Körpers zu achten, ohne dabei in unnötige Besorgnis oder Fehldiagnosen zu verfallen. Während gelegentliche oder belastungsunabhängige Brustenge harmlos sein kann, sollten anhaltende oder wiederholt auftretende Beschwerden immer ernst genommen und ärztlich abgeklärt werden.

4.3 Verdauungstrakt: Übelkeit, Durchfall, Blähungen, Sodbrennen – was steckt dahinter?

Der Verdauungstrakt spielt eine zentrale Rolle für die Verarbeitung von Nahrung, die Aufnahme von Nährstoffen und die Ausscheidung von Abfallprodukten. Beschwerden wie Übelkeit, Durchfall, Blähungen oder Sodbrennen können auf eine Vielzahl von Ursachen zurückzuführen sein, die von harmlosen Ernährungsgewohnheiten bis hin zu schwerwiegenden Erkrankungen reichen.

4.3.1. Übelkeit

Übelkeit ist ein häufiges Symptom, das durch unterschiedliche Mechanismen im Verdauungstrakt und im zentralen Nervensystem ausgelöst werden kann. Sie äußert sich als unangenehmes Gefühl im Magenbereich, das oft mit Appetitlosigkeit, Brechreiz oder einer gesteigerten Empfindlichkeit gegenüber Gerüchen und Geschmäckern einhergeht. Die Ursachen für Übelkeit sind vielfältig und reichen von harmlosen Magenreizungen über Infektionen bis hin zu komplexen Stoffwechsel- oder neurologischen Erkrankungen. Eine bewusste Selbstbeobachtung der Auslöser, der begleitenden Symptome und des zeitlichen Verlaufs der Übelkeit kann helfen, zwischen vorübergehenden, harmlosen Beschwerden und ernsthaften Erkrankungen zu unterscheiden.

Übelkeit kann durch direkte Reize im Verdauungstrakt entstehen. Die Magenschleimhaut ist empfindlich gegenüber chemischen, mechanischen und entzündlichen Reizen, die das sogenannte Brechzentrum im Gehirn aktivieren können. Nahrungsmittelunverträglichkeiten wie Laktoseintoleranz oder Glutenunverträglichkeit können Übelkeit verursachen, indem sie eine verstärkte Reizung der Schleimhäute und eine unzureichende Verdauung bestimmter Nahrungsbestandteile hervorrufen. Menschen, die unter einer Nahrungsmittelunverträglichkeit leiden, berichten häufig über wiederkehrende Übelkeit, Blähungen oder Magenkrämpfe nach dem Verzehr bestimmter Lebensmittel. In solchen Fällen ist es hilfreich, die Reaktion des Körpers auf verschiedene Nahrungsmittel gezielt zu beobachten, um Unverträglichkeiten zu identifizieren.

Infektionen des Magen-Darm-Trakts sind eine der häufigsten Ursachen für akute Übelkeit. Bakterielle oder virale Infektionen führen zu einer Entzündung der Magenschleimhaut oder des Darms, wodurch die Verdauung gestört wird und das Brechzentrum im Gehirn aktiviert wird. Diese Form der Übelkeit tritt oft plötzlich auf und wird von weiteren Symptomen wie Erbrechen, Durchfall, Fieber oder allgemeiner Schwäche begleitet. In den meisten Fällen klingen die Beschwerden nach einigen Tagen von selbst ab, wenn der Körper die Erreger erfolgreich bekämpft hat.

Chronische oder wiederkehrende Übelkeit kann auf eine anhaltende Reizung der Magenschleimhaut oder eine gestörte Regulation der Magensäureproduktion hindeuten. Eine Magenschleimhautentzündung kann durch Infektionen, insbesondere mit dem Bakterium *Helicobacter pylori*, oder durch eine übermäßige Säureproduktion aufgrund von Stress, bestimmten Medikamenten oder einer unausgewogenen Ernährung entstehen. Menschen mit chronischer Gastritis leiden oft unter morgendlicher Übelkeit, Völlegefühl, Magenschmerzen oder Sodbrennen. In einigen Fällen kann auch eine Magengeschwürbildung vorliegen, die mit anhaltender Übelkeit, Druckgefühlen im Oberbauch und gelegentlichen Schmerzen nach dem Essen verbunden ist.

Übelkeit kann jedoch nicht nur durch direkte Reizungen des Magens, sondern auch durch zentrale Steuerungsmechanismen im Gehirn entstehen. Das Brechzentrum im Hirnstamm empfängt Signale aus verschiedenen Bereichen des Körpers, einschließlich des Gleichgewichtssystems im Innenohr, des Hormonsystems und des vegetativen Nervensystems. Störungen dieser Steuerungsmechanismen können Übelkeit verursachen, ohne dass eine direkte Reizung des Magens vorliegt.

Reisekrankheit ist ein typisches Beispiel für eine solche zentral vermittelte Übelkeit. Sie entsteht, wenn das Gleichgewichtssystem widersprüchliche Signale über die Bewegung des Körpers erhält. Beispielsweise kann das Gehirn beim Autofahren oder auf einem Schiff Bewegungen registrieren, die von den Augen nicht wahrgenommen werden, was eine Desorientierung verursacht und das Brechzentrum aktiviert. Diese Form der Übelkeit tritt typischerweise in Bewegung auf und bessert sich in ruhigen, stabilen Umgebungen.

Hormonelle Schwankungen spielen ebenfalls eine wichtige Rolle bei der Entstehung von Übelkeit. Viele Frauen erleben während der frühen Schwangerschaft eine hormonell bedingte Übelkeit, die oft morgens auftritt und durch Gerüche oder bestimmte Speisen verstärkt werden kann. Auch hormonelle Veränderungen im Zusammenhang mit dem Menstruationszyklus oder hormonelle Störungen wie eine Schilddrüsenfehlfunktion können die Regulation des Brechzentrums beeinflussen und zu anhaltender Übelkeit führen.

Stoffwechselerkrankungen wie Diabetes mellitus oder Nierenfunktionsstörungen können ebenfalls Übelkeit verursachen, da eine gestörte Regulation des Blutzuckers oder eine Anhäufung von Stoffwechselprodukten im Blut das Brechzentrum reizen kann. Menschen mit einer unzureichend kontrollierten Diabetes-Erkrankung berichten häufig über Übelkeit, insbesondere wenn der Blutzuckerspiegel stark schwankt oder sich in einem sehr niedrigen oder hohen Bereich befindet.

Psychische Faktoren wie Stress oder Angst können ebenfalls eine erhebliche Rolle bei der Entstehung und Verstärkung von Übelkeit spielen. Das vegetative Nervensystem stellt eine enge Verbindung zwischen dem Gehirn und dem Verdauungssystem her, sodass emotionale Belastungen direkte Auswirkungen auf den Magen-Darm-Trakt haben können. Menschen, die unter chronischem Stress oder Angstzuständen leiden, klagen häufig über wiederkehrende Übelkeit, die mit innerer Unruhe, Magenkrämpfen oder Appetitlosigkeit verbunden sein kann. In solchen Fällen ist es wichtig, den Zusammenhang zwischen psychischer Belastung und körperlichen Symptomen zu reflektieren, um gezielte Strategien zur Stressbewältigung zu entwickeln.

Die bewusste Selbstbeobachtung der Übelkeit kann helfen, zwischen harmlosen und ernsthaften Ursachen zu unterscheiden. Dabei ist es hilfreich, den zeitlichen Verlauf der Übelkeit, begleitende Symptome und mögliche Auslöser genau zu analysieren. Akute Übelkeit, die mit Erbrechen, Durchfall oder Fieber einhergeht, ist meist auf eine Infektion oder eine Magenverstimmung zurückzuführen und klingt in der Regel innerhalb weniger Tage ab. Chronische oder wiederkehrende Übelkeit, die mit anderen Verdauungsproblemen, hormonellen Veränderungen oder Stoffwechselstörungen verbunden ist, erfordert dagegen eine genauere Abklärung, um mögliche Grunderkrankungen zu identifizieren.

4.3.2. *Durchfall*

Durchfall ist eine der häufigsten Beschwerden des Verdauungstrakts und kann durch eine Vielzahl von Faktoren verursacht werden. Er äußert sich durch eine erhöhte Stuhlfrequenz, eine veränderte Konsistenz des Stuhls oder einen plötzlichen, verstärkten Flüssigkeitsverlust über den Darm. Obwohl gelegentliche Durchfall-Episoden in den meisten Fällen harmlos und selbstlimitierend sind, kann anhaltender oder wiederkehrender Durchfall auf eine zugrunde liegende Erkrankung hinweisen, die eine gezielte Beobachtung und gegebenenfalls eine medizinische Abklärung erfordert. Die genaue Analyse der Beschaffenheit des Stuhls, des zeitlichen Verlaufs der Beschwerden sowie möglicher Begleitsymptome kann dabei helfen, zwischen harmlosen und ernsteren Ursachen zu unterscheiden.

Akuter Durchfall tritt plötzlich auf und ist häufig die Folge einer Infektion mit Viren, Bakterien oder Parasiten. Infektiöser Durchfall ist in vielen Fällen durch den Verzehr verunreinigter Nahrungsmittel oder kontaminierten Wassers bedingt und geht oft mit Übelkeit, Erbrechen, Bauchkrämpfen und gelegentlich Fieber einher. Virusbedingter Durchfall, wie er durch Noroviren oder Rotaviren verursacht wird, tritt oft in Form von plötzlichen Magen-Darm-Infektionen auf, die sich schnell innerhalb von Gemeinschaften oder Familien verbreiten. In solchen Fällen ist die Erkrankung meist selbstlimitierend und klingt nach wenigen Tagen ab, sofern keine schweren Flüssigkeitsverluste auftreten. Bakterielle Infektionen, wie sie durch Salmonellen oder Escherichia coli verursacht werden, können jedoch länger anhalten und in einigen Fällen zu blutigem Stuhl oder schwereren Komplikationen führen.

Durchfall kann auch durch eine akute Nahrungsmittelunverträglichkeit ausgelöst werden. Laktoseintoleranz ist eine häufige Ursache für Durchfall nach dem Verzehr von Milchprodukten, da ein Mangel am Verdauungsenzym Laktase dazu führt, dass Milchzucker nicht richtig gespalten wird und im Darm Wasser bindet. Fruktoseintoleranz oder eine Unverträglichkeit gegenüber Sorbit, einem häufig verwendeten Zuckeraustauschstoff, können ähnliche Beschwerden verursachen. Diese Art von Durchfall tritt typischerweise kurz nach dem Konsum bestimmter Nahrungsmittel auf und bessert sich durch eine Anpassung der Ernährung.

Chronischer oder wiederkehrender Durchfall kann auf ernsthaftere Erkrankungen des Darms hinweisen. Das Reizdarmsyndrom ist eine funktionelle Störung des Verdauungstrakts, die mit wiederkehrendem Durchfall,

Bauchschmerzen und Blähungen einhergehen kann. Menschen mit Reizdarmsyndrom berichten oft über eine verstärkte Empfindlichkeit des Darms gegenüber Stress oder bestimmten Nahrungsmitteln, was zu wechselnden Episoden von Durchfall und Verstopfung führen kann. Obwohl das Reizdarmsyndrom keine strukturelle Erkrankung des Darms ist, kann es die Lebensqualität erheblich beeinträchtigen.

Chronisch-entzündliche Darmerkrankungen wie Morbus Crohn oder Colitis ulcerosa können ebenfalls zu anhaltendem Durchfall führen. Diese Erkrankungen sind durch eine überschießende Immunreaktion des Körpers gegen die Darmflora gekennzeichnet, die zu Entzündungen der Darmschleimhaut führt. Typische Symptome sind chronischer, oft blutiger Durchfall, Bauchkrämpfe, Gewichtsverlust und allgemeine Erschöpfung. In schweren Fällen können auch Fieber oder Gelenkbeschwerden auftreten. Menschen mit unklaren, lang anhaltenden Darmbeschwerden oder blutigem Stuhl sollten daher eine medizinische Abklärung in Betracht ziehen, um eine entzündliche Erkrankung des Darms frühzeitig zu erkennen.

Bestimmte Medikamente können ebenfalls Durchfall verursachen. Antibiotika können die natürliche Darmflora verändern, was zu einer übermäßigen Vermehrung bestimmter Bakterien wie *Clostridioides difficile* führen kann, die schwere, anhaltende Durchfälle verursachen. Andere Medikamente, wie bestimmte Blutdrucksenker, Chemotherapeutika oder Abführmittel, können ebenfalls die Darmtätigkeit beeinflussen und als Nebenwirkung Durchfall hervorrufen.

Auch psychische Faktoren können die Darmfunktion erheblich beeinflussen. Stress, Angstzustände oder emotionale Belastungen können die Aktivität des vegetativen Nervensystems verändern und zu einer beschleunigten Darmbewegung führen, wodurch es zu Durchfall kommt. Diese Form von Durchfall tritt oft in belastenden Situationen auf und bessert sich in entspannteren Phasen, was auf eine enge Verbindung zwischen psychischen und körperlichen Prozessen im Verdauungstrakt hinweist.

Die Konsistenz, Farbe und Häufigkeit des Stuhlgangs können wertvolle Hinweise auf die zugrunde liegende Ursache des Durchfalls geben. Wässriger Durchfall, der ohne weitere Symptome auftritt, ist oft auf eine harmlose Magen-Darm-Reaktion oder eine leichte Nahrungsmittelunverträglichkeit zurückzuführen. Schleimiger oder blutiger Durchfall hingegen kann auf eine entzündliche Erkrankung des Darms hindeuten und sollte genauer untersucht werden. Heller oder fettig glänzender Stuhl kann auf eine gestörte Fettverdauung hindeuten, während grünlicher oder gelblicher Stuhl auf eine Veränderung der Darmflora oder eine Infektion mit bestimmten Erregern zurückzuführen sein kann.

Eine kurzfristige Veränderung der Darmfunktion kann harmlos sein, insbesondere wenn der Durchfall nur wenige Tage anhält und keine weiteren schwerwiegenden Symptome auftreten. Wiederkehrender oder anhaltender Durchfall, der mit anderen Symptomen wie Gewichtsverlust, anhaltenden Bauchschmerzen oder nächtlichem Stuhldrang verbunden ist, kann jedoch auf eine ernsthafte Erkrankung hindeuten und sollte ärztlich abgeklärt werden.

4.3.3. Blähungen

Blähungen sind eine häufige Erscheinung, die durch die Bildung von Gasen im Verdauungstrakt entsteht und sowohl physiologische als auch pathologische Ursachen haben kann. Gase im Darm sind ein natürlicher Bestandteil des Verdauungsprozesses und entstehen vor allem durch die Zersetzung von Nahrungsbestandteilen durch die Darmflora sowie durch das Verschlucken von Luft während des Essens oder Trinkens. Obwohl gelegentliche Blähungen normal sind, können vermehrte oder chronische Blähungen auf eine zugrunde liegende Verdauungsstörung, eine veränderte Darmflora oder eine Nahrungsmittelunverträglichkeit hindeuten.

Die Entstehung von Blähungen wird maßgeblich durch Ernährungsfaktoren beeinflusst. Bestimmte Nahrungsmittel wie Hülsenfrüchte, Kohl, Zwiebeln, Vollkornprodukte oder ballaststoffreiche Kost enthalten schwer verdauliche Kohlenhydrate, die im Dünndarm nicht vollständig aufgespalten werden und im Dickdarm durch Bakterien fermentiert werden. Dabei entstehen Gase wie Wasserstoff, Methan und Kohlendioxid, die sich im Darm ansammeln und ein unangenehmes Völlegefühl,

Bauchschmerzen oder verstärkten Windabgang verursachen können. Auch kohlensäurehaltige Getränke tragen zur Gasbildung bei, da sie zusätzliches Kohlendioxid in den Magen-Darm-Trakt einbringen, das entweder aufgestoßen oder über den Darm ausgeschieden werden muss.

Neben der Ernährung kann eine gestörte Darmflora eine wesentliche Rolle bei der Entstehung von Blähungen spielen. Die Darmflora besteht aus einer Vielzahl von Bakterien, die eine zentrale Funktion in der Verdauung und der Nährstoffverwertung haben. Eine Dysbiose, also ein Ungleichgewicht der Darmbakterien, kann dazu führen, dass bestimmte Mikroorganismen verstärkt Gase produzieren oder dass die normale Regulation der Gasbildung gestört wird. Ein häufiges Beispiel für eine Fehlbesiedlung des Darms ist das sogenannte bakterielle Overgrowth-Syndrom, bei dem sich Bakterien aus dem Dickdarm in den Dünndarm ausbreiten und dort eine übermäßige Gasproduktion verursachen. Menschen mit dieser Erkrankung leiden oft unter chronischen Blähungen, Völlegefühl, Durchfall oder Unverträglichkeiten gegenüber bestimmten Kohlenhydraten.

Blähungen können auch durch Nahrungsmittelunverträglichkeiten ausgelöst werden. Menschen mit Laktoseintoleranz können Milchzucker nicht vollständig abbauen, da ihnen das Verdauungsenzym Laktase fehlt, was zu einer verstärkten Gasbildung im Darm führt. Ähnlich verhält es sich bei Fruktoseintoleranz, bei der Fruchtzucker unzureichend aufgenommen wird und im

Darm fermentiert wird. Diese Unverträglichkeiten gehen häufig mit wiederkehrenden Blähungen, Bauchkrämpfen oder weichem Stuhlgang einher. Eine bewusste Selbstbeobachtung der Reaktion des Körpers auf verschiedene Lebensmittel kann helfen, individuelle Unverträglichkeiten zu identifizieren und durch eine gezielte Ernährungsanpassung die Beschwerden zu lindern.

Das Reizdarmsyndrom ist eine weitere häufige Ursache für anhaltende Blähungen. Menschen mit dieser funktionellen Darmstörung berichten über eine erhöhte Empfindlichkeit des Darms, die mit wiederkehrenden Blähungen, Bauchschmerzen und Veränderungen der Stuhlgewohnheiten verbunden ist. Die genauen Ursachen des Reizdarmsyndroms sind nicht vollständig geklärt, doch es wird angenommen, dass eine Kombination aus veränderter Darmflora, gestörter Darmbewegung und einer Überempfindlichkeit des Nervensystems gegenüber Dehnungsreizen des Darms eine Rolle spielt. Die Beschwerden treten häufig in Verbindung mit Stress oder bestimmten Nahrungsmitteln auf und können durch Ernährungsanpassungen oder gezielte Maßnahmen zur Stressbewältigung gelindert werden.

Neben Verdauungsstörungen können auch psychische Faktoren Blähungen verstärken. Das vegetative Nervensystem, das die Aktivität des Magen-Darm-Trakts reguliert, reagiert empfindlich auf emotionale Belastungen, Stress oder Angstzustände. In stressreichen Situationen kann die normale Beweglichkeit des Darms verändert werden, wodurch Gase entweder vermehrt produziert oder schlechter abtransportiert werden. Menschen, die unter chronischem Stress leiden, berichten daher häufig über ein verstärktes Völlegefühl, Blähungen oder unregelmäßige Verdauung.

Blähungen können in einigen Fällen auch auf ernsthaftere Erkrankungen hinweisen. Chronische Blähungen, die mit unerklärlichem Gewichtsverlust, anhaltenden Durchfällen oder Blut im Stuhl verbunden sind, sollten medizinisch abgeklärt werden, da sie ein Hinweis auf eine chronisch-entzündliche Darmerkrankung, eine Malabsorptionsstörung oder in seltenen Fällen auf eine bösartige Erkrankung sein können. Auch eine verminderte Funktion der Bauchspeicheldrüse, die zu einer unzureichenden Produktion von Verdauungsenzymen führt, kann Blähungen und eine gestörte Fettverdauung verursachen.

Eine bewusste Selbstbeobachtung der Ernährungsgewohnheiten, der Begleitsymptome und der zeitlichen Muster der Blähungen kann helfen, mögliche Ursachen zu identifizieren. Menschen, die unter wiederkehrenden Blähungen leiden, können von einer gezielten Dokumentation ihrer Nahrungsaufnahme und der Reaktion des Körpers auf verschiedene Lebensmittel profitieren, um individuelle Unverträglichkeiten oder problematische Nahrungsmittel zu erkennen. Auch die Analyse, ob die Beschwerden eher in stressreichen Phasen oder nach bestimmten Mahlzeiten auftreten, kann wertvolle Hinweise auf die zugrunde liegende Ursache liefern.

Die Differenzierung zwischen harmlosen Blähungen und behandlungsbedürftigen Verdauungsstörungen erfordert eine realistische Einschätzung der eigenen Symptome. Während gelegentliche Blähungen durch Ernährungsfaktoren oder vorübergehende Verdauungsschwankungen bedingt sein können, sollten anhaltende oder mit weiteren Beschwerden verbundene Blähungen genauer beobachtet werden.

4.3.4. Sodbrennen

Sodbrennen ist ein weit verbreitetes Symptom, das durch den Rückfluss von Magensäure in die Speiseröhre verursacht wird. Dieses brennende Gefühl hinter dem Brustbein kann gelegentlich auftreten oder in chronischer Form bestehen bleiben. Obwohl gelegentliches Sodbrennen in der Regel harmlos ist, kann wiederkehrendes oder stark ausgeprägtes Sodbrennen auf eine chronische Refluxerkrankung hinweisen, die langfristig die Schleimhaut der Speiseröhre schädigen kann. Die genaue Beobachtung der Auslöser, der Intensität und des Verlaufs der Beschwerden kann helfen, zwischen gelegentlichen Beschwerden und einer behandlungsbedürftigen Erkrankung zu unterscheiden.

Der Rückfluss von Magensäure, auch gastroösophagealer Reflux genannt, entsteht, wenn der Schließmuskel zwischen Magen und Speiseröhre nicht richtig funktioniert. Normalerweise verhindert dieser Muskel, dass Mageninhalt in die Speiseröhre zurückfließt. Wenn jedoch der Druck im Magen erhöht ist oder der Schließmuskel geschwächt ist, kann saurer Magensaft nach oben gelangen und die empfindliche Schleimhaut der Speiseröhre reizen. Diese Reizung führt zu dem typischen brennenden Gefühl, das häufig nach dem Essen oder im Liegen auftritt.

Verschiedene Faktoren können das Auftreten von Sodbrennen begünstigen. Bestimmte Lebensmittel, insbesondere fettreiche, säurehaltige oder stark gewürzte Speisen, können die Säureproduktion im Magen anregen und den Reflux verstärken. Auch koffeinhaltige Getränke wie Kaffee, schwarzer Tee oder Cola sowie Alkohol können den Schließmuskel entspannen und damit den Rückfluss von Magensäure erleichtern. Besonders Zitrusfrüchte, Tomaten, Schokolade und stark verarbeitete Nahrungsmittel sind bekannt dafür, Sodbrennen auszulösen oder zu verstärken.

Übergewicht kann ebenfalls eine Rolle bei der Entstehung von Sodbrennen spielen, da ein erhöhter Druck im Bauchraum den Mageninhalt nach oben drückt und den Schließmuskel zusätzlich belastet. Menschen mit starkem Übergewicht oder einer vergrößerten Bauchumfang berichten häufiger über anhaltendes Sodbrennen, insbesondere nach dem Essen oder in liegender Position. Schwangerschaft kann ebenfalls zu einer vorübergehenden Verstärkung der Beschwerden führen, da der zunehmende Druck auf den Magen das Aufsteigen von Säure begünstigt.

Die Körperhaltung hat ebenfalls einen entscheidenden Einfluss auf das Auftreten von Sodbrennen. Viele Betroffene verspüren verstärkte Beschwerden, wenn sie sich nach dem Essen hinlegen oder in einer nach vorne gebeugten Haltung arbeiten. Eine aufrechte Körperhaltung nach dem Essen kann helfen, den Rückfluss von Magensäure zu reduzieren, da die Schwerkraft die Magenflüssigkeit unten hält. In schweren Fällen kann es sinnvoll sein, mit leicht erhöhtem Oberkörper zu schlafen, um nächtliches Sodbrennen zu vermeiden.

Stress und psychische Belastungen können ebenfalls eine wesentliche Rolle bei der Entstehung und Verstärkung von Sodbrennen spielen. Unter Stress verändert sich die Regulation des vegetativen Nervensystems, was zu einer erhöhten Säureproduktion im Magen führen kann. Viele Menschen berichten über vermehrtes Sodbrennen in stressreichen Zeiten oder unter hoher emotionaler Belastung. Stressbedingtes Sodbrennen kann zudem durch veränderte Essgewohnheiten verstärkt werden, etwa durch hastiges Essen, unregelmäßige Mahlzeiten oder den vermehrten Konsum von koffeinhaltigen oder fettreichen Lebensmitteln.

Wiederkehrendes oder chronisches Sodbrennen kann auf eine gastroösophageale Refluxkrankheit hindeuten. Diese Erkrankung entsteht, wenn der Rückfluss von Magensäure dauerhaft besteht und die Schleimhaut der Speiseröhre geschädigt wird. Menschen mit chronischem Reflux leiden häufig unter wiederkehrendem Sodbrennen, saurem Aufstoßen oder einem unangenehmen Druckgefühl im oberen Bauchraum. In einigen Fällen können auch Halsschmerzen, Heiserkeit oder ein chronischer Reizhusten auftreten, da die aufsteigende Magensäure die Schleimhäute im Rachen und in den Atemwegen reizt.

Eine langfristige Schädigung der Speiseröhrenschleimhaut durch anhaltenden Reflux kann zu ernsthaften Komplikationen führen. Wiederholte Reizungen der Schleimhaut können entzündliche Veränderungen hervorrufen, die als Refluxösophagitis bezeichnet werden. In schweren Fällen kann es zu Geschwüren oder Narbenbildungen kommen, die die Passage der Nahrung durch die Speiseröhre erschweren. In seltenen Fällen kann eine chronische Refluxerkrankung auch das Risiko für bösartige Veränderungen der Speiseröhrenschleimhaut erhöhen.

Die bewusste Selbstbeobachtung der Beschwerden, ihres Verlaufs und möglicher Einflussfaktoren kann helfen, individuelle Auslöser zu identifizieren und gezielte Maßnahmen zur Linderung der Symptome zu ergreifen. Menschen, die unter wiederkehrendem Sodbrennen leiden, können von einer gezielten Dokumentation ihrer Ernährung, ihres Stressniveaus und ihrer Körperhaltung profitieren, um Muster und Zusammenhänge zu erkennen. Eine Anpassung der Ernährung, eine bewusste Stressbewältigung und eine aufrechte Körperhaltung nach den Mahlzeiten können in vielen Fällen dazu beitragen, die Beschwerden zu reduzieren.

Die Differenzierung zwischen gelegentlichem und krankhaftem Sodbrennen erfordert eine realistische Einschätzung der eigenen Symptome. Während gelegentliches Sodbrennen nach üppigen Mahlzeiten oder in stressreichen Zeiten als harmlos gilt, sollten wiederkehrende oder anhaltende Beschwerden ärztlich abgeklärt werden, insbesondere wenn sie mit Gewichtsverlust, Schluckbeschwerden oder anhaltender Heiserkeit einhergehen.

4.4 Bewegungsapparat: Gelenkschmerzen, Muskelkrämpfe, Rückenschmerzen

Der Bewegungsapparat umfasst Knochen, Gelenke, Muskeln, Sehnen und Bänder und ist für Mobilität, Stabilität und Belastbarkeit des Körpers verantwortlich. Beschwerden wie Gelenkschmerzen, Muskelkrämpfe und Rückenschmerzen gehören zu den häufigsten Symptomen, die Menschen im Laufe ihres Lebens erleben.

4.4.1. Gelenkschmerzen

Gelenkschmerzen sind ein häufiges Symptom, das durch eine Vielzahl von Faktoren verursacht werden kann und in seiner Intensität sowie seinem Verlauf stark variieren kann. Die Ursachen reichen von vorübergehenden Überlastungen über entzündliche und degenerative Erkrankungen bis hin zu systemischen Störungen, die den gesamten Organismus betreffen. Die genaue Beobachtung des Schmerzverlaufs, möglicher

Begleitsymptome und äußerer Einflussfaktoren kann helfen, zwischen harmlosen und behandlungsbedürftigen Gelenkbeschwerden zu unterscheiden.

Gelenkschmerzen können entweder entzündlicher oder mechanischer Natur sein. Entzündliche Gelenkerkrankungen wie rheumatoide Arthritis sind durch eine überschießende Immunreaktion gegen körpereigenes Gewebe gekennzeichnet. Diese Form der Gelenkerkrankung geht häufig mit Schmerzen, Schwellungen, Überwärmung und einer eingeschränkten Beweglichkeit der betroffenen Gelenke einher. Ein typisches Merkmal entzündlicher Gelenkschmerzen ist die morgendliche Steifigkeit, die sich nach einer gewissen Zeit der Bewegung allmählich bessert. Diese Symptome entstehen, weil sich entzündliche Prozesse über Nacht verstärken und die Gelenke durch Bewegung besser durchblutet werden, wodurch die Steifheit nachlässt.

Mechanische Gelenkschmerzen entstehen hingegen durch Verschleißerscheinungen, Fehlbelastungen oder akute Überbeanspruchung. Arthrose, eine der häufigsten Ursachen für mechanische Gelenkschmerzen, ist eine degenerative Erkrankung, die durch den schrittweisen Abbau des Gelenkknorpels gekennzeichnet ist. Die Schmerzen treten typischerweise unter Belastung auf und bessern sich in Ruhe, da der Knorpel unter mechanischem Druck zusätzlich gereizt wird. In frühen Stadien der Arthrose berichten Betroffene oft über Anlaufschmerzen, die nach den ersten Bewegungen des Tages abklingen, während im fortgeschrittenen Stadium auch Ruheschmerzen auftreten können.

Gelenkschmerzen, die plötzlich und ohne erkennbare Belastung auftreten, können durch eine akute Gelenkentzündung verursacht werden. Infektiöse Arthritis entsteht, wenn Bakterien oder andere Krankheitserreger in ein Gelenk eindringen und dort eine Entzündungsreaktion hervorrufen. Diese Form der Gelenkentzündung ist meist mit starken Schmerzen, einer deutlichen Schwellung und einer Überwärmung des betroffenen Bereichs verbunden. In einigen Fällen kann auch eine Gichtarthritis vorliegen, die durch eine übermäßige Ansammlung von Harnsäurekristallen in den Gelenken entsteht. Gichtanfälle treten meist plötzlich auf und betreffen häufig das Großzehengelenk, können aber auch andere Gelenke befallen.

Gelenkschmerzen, die im Zusammenhang mit systemischen Erkrankungen auftreten, können auf eine Autoimmunerkrankung oder eine Stoffwechselstörung hindeuten. Lupus erythematodes oder andere Kollagenosen können mit diffusen Gelenkschmerzen einhergehen, die oft mehrere Gelenke gleichzeitig betreffen und von weiteren Symptomen wie Hautveränderungen, Müdigkeit oder Organbeteiligung begleitet werden. Auch endokrine Störungen wie eine Schilddrüsenunterfunktion können die Gelenkgesundheit beeinflussen und zu Schmerzen, Schwellungen oder Muskelschwäche führen.

Eine weitere mögliche Ursache für Gelenkschmerzen ist eine Störung der Muskel- oder Sehnenstrukturen, die das Gelenk umgeben. Sehnenentzündungen, auch als Tendinitis bezeichnet, entstehen häufig durch chronische Überlastung oder repetitive Bewegungen, die zu einer anhaltenden Reizung der Sehnen führen. Diese Art von Schmerzen tritt meist bei bestimmten Bewegungen oder Belastungen auf und bessert sich in Ruhe. Besonders betroffen sind die Schulter-, Ellenbogen- und Kniegelenke, da diese besonders hohen mechanischen Belastungen ausgesetzt sind.

Neben den körperlichen Ursachen können auch psychische Faktoren die Wahrnehmung von Gelenkschmerzen verstärken. Menschen mit chronischem Stress oder einer erhöhten Schmerzempfindlichkeit berichten häufig über anhaltende Gelenkbeschwerden, obwohl keine strukturellen Schäden vorliegen. Dies liegt daran, dass das Nervensystem unter dauerhafter Anspannung eine veränderte Schmerzverarbeitung entwickelt, wodurch selbst leichte Reize als unangenehm empfunden werden können.

Die genaue Selbstbeobachtung der Gelenkschmerzen kann helfen, mögliche Ursachen zu identifizieren und die richtige Entscheidung über eine medizinische Abklärung zu treffen. Menschen mit wiederkehrenden oder anhaltenden Gelenkschmerzen können von einer gezielten Dokumentation ihrer Beschwerden profitieren, um den Zusammenhang mit bestimmten Aktivitäten, äußeren Einflussfaktoren oder anderen Symptomen zu erkennen. Die Analyse, ob die Schmerzen eher morgens oder abends auftreten, ob sie sich durch Bewegung oder Ruhe verändern und ob sie mit Schwellungen, Rötungen oder Wärmegefühl verbunden sind, kann wertvolle Hinweise auf die zugrunde liegende Ursache liefern.

Die Differenzierung zwischen vorübergehenden Gelenkbeschwerden und behandlungsbedürftigen Erkrankungen erfordert eine realistische Einschätzung der eigenen Symptome. Während gelegentliche Gelenkschmerzen nach ungewohnter Belastung oder sportlicher Aktivität meist harmlos sind, sollten anhaltende oder zunehmende Beschwerden ärztlich abgeklärt werden, insbesondere wenn sie mit Bewegungseinschränkungen, Schwellungen oder weiteren systemischen Symptomen einhergehen.

4.4.2. Muskelkrämpfe

Muskelkrämpfe sind plötzliche, unwillkürliche Kontraktionen eines Muskels oder einer Muskelgruppe, die mit Schmerzen und einer vorübergehenden Verhärtung des betroffenen Gewebes einhergehen. Obwohl Muskelkrämpfe in den meisten Fällen harmlos sind, können sie das tägliche Wohlbefinden erheblich beeinträchtigen, insbesondere wenn sie häufig oder in bestimmten Situationen auftreten. Die genaue Beobachtung der Häufigkeit, der Intensität und möglicher begleitender Faktoren kann helfen, zwischen vorübergehenden und behandlungsbedürftigen Muskelkrämpfen zu unterscheiden.

Muskelkrämpfe treten häufig in Ruhe oder während körperlicher Aktivität auf und können durch verschiedene Faktoren ausgelöst werden. Eine der häufigsten Ursachen ist eine Störung des Elektrolythaushalts, insbesondere ein Mangel an Mineralstoffen wie Magnesium, Kalium oder Kalzium. Diese Mineralstoffe sind entscheidend für die normale Funktion der Muskelzellen, da sie an der Regulation der Nerven- und Muskelerregbarkeit beteiligt sind. Ein Mangel an Magnesium oder Kalium kann dazu führen, dass sich die Muskelfasern unkontrolliert zusammenziehen und nicht mehr richtig entspannen können. Besonders Menschen, die viel schwitzen, beispielsweise durch Sport oder hohe Temperaturen, verlieren vermehrt Elektrolyte und können dadurch anfälliger für Muskelkrämpfe werden.

Flüssigkeitsmangel ist ein weiterer häufiger Auslöser für Muskelkrämpfe. Wenn der Körper nicht ausreichend mit Wasser versorgt ist, kommt es zu einer veränderten Reizleitung zwischen Nervenzellen und Muskelgewebe. Dies kann dazu führen, dass sich die Muskeln unkontrolliert zusammenziehen und verhärten. Besonders ältere Menschen sind häufig von krampfartigen Muskelkontraktionen betroffen, da sich mit zunehmendem Alter die Regulation des Flüssigkeitshaushalts und der Elektrolytverteilung verändert.

Muskelkrämpfe treten auch häufig nach intensiver körperlicher Aktivität oder ungewohnter Belastung auf. Insbesondere bei längeren sportlichen Aktivitäten oder anhaltender Muskelbeanspruchung kommt es zu einer verstärkten Erregbarkeit der Muskeln, die sich in Form von plötzlichen Krämpfen äußern kann. Besonders betroffen sind Muskelgruppen, die während der Aktivität stark beansprucht wurden, wie die Wadenmuskulatur nach langem Laufen oder die Hände nach wiederholten Greifbewegungen. Diese Form der Muskelkrämpfe entsteht, weil die Muskelzellen durch die andauernde Beanspruchung nicht ausreichend mit Sauerstoff und Nährstoffen versorgt werden und sich dadurch die Erregungsschwelle der Muskeln verändert.

Neben akuten Ursachen können Muskelkrämpfe in seltenen Fällen auch auf neurologische Erkrankungen oder Stoffwechselstörungen hinweisen. Erkrankungen des Nervensystems, wie die amyotrophe Lateralsklerose oder die periphere Neuropathie, können zu unkontrollierten Muskelkontraktionen führen, die sich nicht durch äußere Faktoren erklären lassen. Diese Krämpfe treten oft in Verbindung mit anderen Symptomen wie Muskelschwäche, Taubheitsgefühlen oder Koordinationsstörungen auf.

Auch Stoffwechselerkrankungen wie eine Schilddrüsenunterfunktion oder eine Störung des Kalziumstoffwechsels können Muskelkrämpfe begünstigen. Ein niedriger Kalziumspiegel im Blut kann dazu führen, dass die Muskeln überempfindlich auf Reize reagieren und bereits bei geringer Belastung krampfartige Kontraktionen entwickeln. Menschen mit chronischen Erkrankungen der Leber oder Nieren berichten ebenfalls häufiger über

Muskelkrämpfe, da der Mineralstoffhaushalt durch die gestörte Organfunktion beeinträchtigt wird.

Eine weitere mögliche Ursache für Muskelkrämpfe sind bestimmte Medikamente. Diuretika, die häufig zur Behandlung von Bluthochdruck oder Herzinsuffizienz eingesetzt werden, können den Kalium- und Magnesiumhaushalt beeinflussen und dadurch Muskelkrämpfe auslösen. Auch Cholesterinsenker oder Medikamente gegen Osteoporose können als Nebenwirkung eine erhöhte Muskelkrampfneigung hervorrufen.

Die bewusste Selbstbeobachtung der Muskelkrämpfe kann helfen, mögliche Ursachen zu identifizieren und gezielte Maßnahmen zur Linderung der Beschwerden zu ergreifen. Menschen, die regelmäßig unter Muskelkrämpfen leiden, können von einer gezielten Dokumentation der Krampfanfälle profitieren, um Zusammenhänge zwischen Ernährung, Flüssigkeitshaushalt, körperlicher Aktivität und Schlafverhalten zu erkennen. Die Analyse, ob die Krämpfe vermehrt nachts, nach sportlicher Betätigung oder in stressreichen Phasen auftreten, kann wertvolle Hinweise auf die zugrunde liegende Ursache liefern.

Die Differenzierung zwischen harmlosen und behandlungsbedürftigen Muskelkrämpfen erfordert eine realistische Einschätzung der eigenen Symptome. Während gelegentliche Krämpfe nach ungewohnter Belastung oder Flüssigkeitsmangel meist unbedenklich sind, sollten wiederkehrende, lang anhaltende oder mit weiteren

Symptomen verbundene Muskelkrämpfe ärztlich abgeklärt werden.

4.4.3. Rückenschmerzen

Rückenschmerzen gehören zu den häufigsten Beschwerden des Bewegungsapparates und können sowohl durch harmlose muskuläre Verspannungen als auch durch ernsthafte Erkrankungen der Wirbelsäule oder des Nervensystems verursacht werden. Sie können in ihrer Intensität, ihrem Verlauf und ihren Begleitsymptomen stark variieren, weshalb eine bewusste Selbstbeobachtung notwendig ist, um zwischen vorübergehenden Beschwerden und behandlungsbedürftigen Erkrankungen zu unterscheiden. Die genaue Analyse des Schmerztyps, der Auslöser und der begleitenden Symptome kann dabei helfen, die Ursache der Beschwerden besser einzuordnen.

Viele Rückenschmerzen entstehen durch muskuläre Dysbalancen, Fehlhaltungen oder Bewegungsmangel. Der moderne Lebensstil mit langen Sitzzeiten, einseitigen Belastungen und unzureichender körperlicher Aktivität führt dazu, dass bestimmte Muskelgruppen überbeansprucht werden, während andere geschwächt sind. Besonders betroffen ist häufig die untere Rückenmuskulatur, da sie eine zentrale Rolle in der Stabilisierung der Wirbelsäule spielt. Verspannungen und Fehlhaltungen können zu anhaltenden Schmerzen führen, die sich oft nach längeren Sitzphasen oder körperlicher Belastung verstärken. Diese Form von Rückenschmerzen klingt in der Regel nach einigen Tagen oder Wochen wieder ab, insbesondere wenn gezielte Bewegungsübungen oder Lockerungstechniken angewendet werden.

Neben muskulären Ursachen können auch strukturelle Veränderungen der Wirbelsäule Rückenschmerzen verursachen. Ein häufiger Grund für chronische Rückenschmerzen sind degenerative Veränderungen der Bandscheiben, die mit zunehmendem Alter oder durch anhaltende Fehlbelastungen auftreten. Die Bandscheiben dienen als Stoßdämpfer zwischen den Wirbelkörpern und verlieren mit der Zeit an Elastizität. Bei einem Bandscheibenvorfall tritt der innere Gallertkern der Bandscheibe aus und kann auf die umgebenden Nerven drücken. In solchen Fällen treten oft nicht nur Rückenschmerzen auf, sondern auch ausstrahlende Schmerzen in die Beine oder Arme, Taubheitsgefühle oder Muskelschwäche.

Rückenschmerzen, die mit neurologischen Symptomen einhergehen, können auf eine Nervenkompression oder eine Schädigung des Rückenmarks hinweisen. Wenn Schmerzen mit Gefühlsstörungen, Kribbeln oder Muskelschwäche verbunden sind, deutet dies darauf hin, dass ein Nerv gereizt oder eingeklemmt ist. Besonders besorgniserregend sind Rückenschmerzen, die mit einer plötzlichen Schwäche der Beine, Problemen beim Gehen oder einer Blasen- oder Darmfunktionsstörung einhergehen, da sie auf eine schwerwiegende Beeinträchtigung der Nervenbahnen hinweisen können. In solchen

Fällen ist eine sofortige ärztliche Abklärung erforderlich, um irreversible Schäden zu vermeiden.

Neben degenerativen Veränderungen und Bandscheibenproblemen können auch entzündliche oder rheumatische Erkrankungen chronische Rückenschmerzen verursachen. Morbus Bechterew ist eine entzündliche Erkrankung der Wirbelsäule, die vor allem jüngere Menschen betrifft und zu einer zunehmenden Versteifung der Wirbelsäule führen kann. Die Schmerzen treten typischerweise in Ruhe auf und bessern sich durch Bewegung. Menschen, die unter anhaltenden nächtlichen Rückenschmerzen, morgendlicher Steifigkeit oder einer eingeschränkten Beweglichkeit der Wirbelsäule leiden, sollten diese Symptome gezielt beobachten, um eine entzündliche Ursache frühzeitig zu erkennen.

Auch osteoporotische Veränderungen der Wirbelsäule können Rückenschmerzen verursachen, insbesondere bei älteren Menschen oder Personen mit einem erhöhten Risiko für Knochenschwund. Osteoporose führt zu einer verminderten Knochendichte, wodurch die Wirbelkörper an Stabilität verlieren und anfälliger für Frakturen werden. Diese Art von Rückenschmerzen tritt oft plötzlich auf und kann durch alltägliche Bewegungen oder minimale Belastungen ausgelöst werden.

Neben diesen strukturellen Ursachen können Rückenschmerzen auch durch Erkrankungen innerer Organe verursacht werden. Erkrankungen der Nieren, wie Nierensteine oder eine Nierenbeckenentzündung, können starke Schmerzen im unteren Rückenbereich hervorrufen, die häufig mit Fieber, Übelkeit oder Problemen beim Wasserlassen einhergehen. Auch Erkrankungen der Bauchspeicheldrüse oder des Darms können Rückenschmerzen auslösen, insbesondere wenn sie mit Verdauungsstörungen oder unklaren Bauchbeschwerden verbunden sind.

Psychische Faktoren können ebenfalls eine wesentliche Rolle bei der Entstehung und Chronifizierung von Rückenschmerzen spielen. Stress, emotionale Belastungen oder Angstzustände können die Muskelspannung erhöhen und dadurch Verspannungen oder Schmerzen im Rückenbereich verstärken. Menschen, die unter chronischem Stress leiden, berichten häufig über anhaltende Rückenschmerzen, die sich nicht durch strukturelle Veränderungen erklären lassen.

Die bewusste Selbstbeobachtung der Rückenschmerzen, ihres Verlaufs und möglicher Begleitsymptome kann helfen, zwischen harmlosen und behandlungsbedürftigen Beschwerden zu unterscheiden. Menschen mit wiederkehrenden oder anhaltenden Rückenschmerzen können von einer gezielten Dokumentation ihrer Symptome profitieren, um Muster oder auslösende Faktoren zu erkennen. Die Analyse, ob die Schmerzen durch Bewegung oder Ruhe beeinflusst werden, ob sie mit neurologischen Symptomen verbunden sind oder ob sie auf äußere Belastungen reagieren, kann wertvolle Hinweise auf die zugrunde liegende Ursache liefern.

Die Differenzierung zwischen gelegentlichen und behandlungsbedürftigen Rückenschmerzen erfordert eine realistische Einschätzung der eigenen Beschwerden. Während akute Rückenschmerzen nach ungewohnter körperlicher Belastung meist harmlos sind und durch gezielte Bewegung oder Entspannungstechniken gelindert werden können, sollten anhaltende oder zunehmende Schmerzen, die mit weiteren Symptomen wie Muskelschwäche, Taubheitsgefühlen oder organischen Beschwerden verbunden sind, ärztlich abgeklärt werden.

4.5 Haut und Schleimhäute: dermatologische und systemische Erkrankungen

Die Haut und die Schleimhäute übernehmen eine zentrale Schutzfunktion im menschlichen Körper und sind gleichzeitig ein Spiegel der inneren Gesundheit. Veränderungen in Form von Hautausschlägen, Juckreiz oder Farbveränderungen können Hinweise auf lokale dermatologische Erkrankungen oder systemische Gesundheitsstörungen sein.

4.5.1. Hautausschläge

Hautausschläge treten in unterschiedlichen Formen und Ausprägungen auf und können sowohl durch äußere Reizstoffe als auch durch innere Erkrankungen verursacht werden. Die Haut ist das größte Organ des menschlichen Körpers und übernimmt nicht nur eine Schutzfunktion, sondern spiegelt auch innere Prozesse wider. Veränderungen der Haut können auf allergische

Reaktionen, Infektionen, entzündliche Hautkrankheiten oder Autoimmunerkrankungen hinweisen. Die genaue Beobachtung der Hautveränderungen, ihres zeitlichen Verlaufs, begleitender Symptome sowie möglicher auslösender Faktoren kann dabei helfen, zwischen harmlosen und behandlungsbedürftigen Hauterkrankungen zu unterscheiden.

Hautausschläge können durch Kontakt mit äußeren Reizstoffen entstehen. Kontaktdermatitiden sind eine häufige Ursache für Hautirritationen und können durch direkte Reizung oder allergische Reaktionen auf bestimmte Substanzen ausgelöst werden. Reizende Kontaktdermatitis entsteht, wenn aggressive Chemikalien, Seifen oder Reinigungsmittel die natürliche Schutzbarriere der Haut schädigen und eine entzündliche Reaktion hervorrufen. Die Haut zeigt dabei Rötungen, Trockenheit, Spannungsgefühle oder rissige Areale, die oft mit Juckreiz oder Brennen verbunden sind. Allergische Kontaktdermatitis hingegen tritt auf, wenn das Immunsystem auf bestimmte Substanzen wie Duftstoffe, Nickel, Latex oder Pflanzenbestandteile überempfindlich reagiert. Diese Reaktion kann verzögert auftreten und sich in Form von juckenden Bläschen, Schwellungen oder Ekzemen äußern.

Infektiöse Hautausschläge werden durch Viren, Bakterien oder Pilze verursacht und zeigen je nach Erreger unterschiedliche Muster. Virale Hauterkrankungen wie Windpocken, Masern oder Gürtelrose führen oft zu charakteristischen Bläschen oder fleckigen Rötungen, die sich über bestimmte Hautbereiche oder den gesamten Körper ausbreiten können. Bakterielle Infektionen wie Impetigo oder Wundrosen entstehen, wenn Bakterien in die Haut eindringen und dort Entzündungsprozesse hervorrufen. Diese Infektionen können durch nässende, schuppige oder eitrige Hautveränderungen gekennzeichnet sein. Pilzinfektionen betreffen häufig feuchtwarme Hautareale wie die Leistenregion, die Füße oder Hautfalten und äußern sich durch runde, gerötete oder schuppige Veränderungen mit typischer Randbetonung.

Chronische entzündliche Hauterkrankungen entstehen oft durch eine fehlgeleitete Immunreaktion, die zu wiederkehrenden Schüben führt. Neurodermitis ist eine häufige Hauterkrankung, die mit anhaltendem Juckreiz, trockener Haut und entzündlichen Ekzemen einhergeht. Betroffene berichten oft über eine Verschlechterung der Symptome durch Stress, Klimaeinflüsse oder bestimmte Nahrungsmittel. Die Haut ist besonders empfindlich und neigt dazu, auf äußere Reize mit Rötungen, Verdickungen oder nässenden Stellen zu reagieren. Psoriasis ist eine weitere chronisch-entzündliche Hauterkrankung, die durch silbrig-weiße Schuppen auf geröteten Hautbereichen gekennzeichnet ist und sich oft an den Ellenbogen, Knien, der Kopfhaut oder im Bereich der Nägel zeigt. Diese Erkrankung wird durch eine beschleunigte Zellneubildung der Haut verursacht, die zu einer übermäßigen Schuppung und Entzündungsreaktionen führt.

Autoimmunerkrankungen können ebenfalls mit charakteristischen Hautveränderungen einhergehen. Lupus erythematodes kann Hautrötungen im Gesicht verursachen, die typischerweise schmetterlingsförmig über Wangen und Nasenrücken verlaufen. Sklerodermie kann zu einer Verhärtung und Verdickung der Haut führen, während Dermatomyositis violette oder bläuliche Verfärbungen der Haut um die Augen und an den Fingergelenken hervorrufen kann. Diese Hautveränderungen treten oft in Verbindung mit anderen systemischen Beschwerden wie Gelenkschmerzen, Muskelschwäche oder allgemeiner Erschöpfung auf.

Hautausschläge können auch durch Reaktionen des Körpers auf Medikamente oder Nahrungsmittel ausgelöst werden. Medikamentenallergien äußern sich häufig durch plötzlich auftretende rote Flecken, Quaddeln oder juckende Hautreaktionen, die sich auf den gesamten Körper ausbreiten können. In schweren Fällen kann es zu einer Schwellung der Schleimhäute oder sogar zu einem lebensbedrohlichen anaphylaktischen Schock kommen. Nahrungsmittelallergien können ebenfalls mit Hautreaktionen einhergehen, insbesondere wenn sie durch Histaminfreisetzung zu Nesselsucht oder juckenden Ekzemen führen.

Psychische Faktoren können ebenfalls die Hautgesundheit beeinflussen. Chronischer Stress kann die Hautbarriere schwächen und zu vermehrten Hautreizungen, Entzündungen oder Ekzemen führen. Menschen mit stressbedingtem Hautausschlag berichten oft über eine

Verschlechterung der Symptome in belastenden Situationen oder unter emotionalem Druck.

Die bewusste Selbstbeobachtung von Hautveränderungen kann helfen, zwischen vorübergehenden Irritationen und ernsthaften Hauterkrankungen zu unterscheiden. Die Analyse von Merkmalen wie der Farbe, Form, Ausbreitung und Dauer des Ausschlags sowie möglicher Begleitsymptome wie Juckreiz, Schwellungen oder Schmerzen kann wertvolle Hinweise auf die zugrunde liegende Ursache liefern. Auch die Beobachtung, ob die Hautveränderungen in bestimmten Situationen oder nach dem Kontakt mit bestimmten Stoffen auftreten, kann dazu beitragen, mögliche Auslöser zu identifizieren.

Während gelegentliche Hautausschläge durch äußere Reize oder kurzfristige Unverträglichkeiten verursacht werden können, sollten anhaltende oder sich ausbreitende Hautveränderungen ärztlich abgeklärt werden. Besondere Aufmerksamkeit erfordern Hautausschläge, die mit Fieber, starken Schmerzen, Schwellungen oder Allgemeinsymptomen wie Müdigkeit oder Gewichtsverlust einhergehen.

4.5.2. Juckreiz

Juckreiz ist ein häufiges und vielschichtiges Symptom, das sowohl durch lokal begrenzte Hautprobleme als auch durch systemische Erkrankungen verursacht werden kann. Er kann vorübergehend auftreten oder über einen längeren Zeitraum bestehen bleiben und mit oder ohne sichtbare Hautveränderungen einhergehen. Juckreiz entsteht durch die Aktivierung bestimmter Nervenfasern in der Haut, die Signale an das Gehirn senden und das Verlangen nach Kratzen auslösen. Obwohl das Kratzen oft kurzfristige Erleichterung bringt, kann es die Haut weiter reizen und zu einer Verstärkung des Juckreizes führen, wodurch sich ein Teufelskreis entwickeln kann. Die genaue Beobachtung der Intensität, des Verlaufs und möglicher Begleitsymptome kann helfen, zwischen harmlosen und behandlungsbedürftigen Ursachen zu unterscheiden.

Eine der häufigsten Ursachen für Juckreiz ist trockene Haut. Besonders in den Wintermonaten oder durch häufiges Waschen mit entfettenden Reinigungsmitteln kann die Haut Feuchtigkeit verlieren, wodurch sie rau, schuppig und empfindlich wird. In solchen Fällen tritt der Juckreiz meist ohne weitere Hautveränderungen auf und betrifft bevorzugt die Unterschenkel, Arme oder den Rücken. Menschen mit trockener Haut berichten häufig über verstärkten Juckreiz nach heißen Duschen oder bei trockener Raumluft. Eine gezielte Hautpflege mit rückfettenden und feuchtigkeitsspendenden Substanzen kann helfen, die Hautbarriere zu stärken und den Juckreiz zu lindern.

Juckreiz kann auch durch Hautirritationen oder allergische Reaktionen ausgelöst werden. Kontakt mit bestimmten Stoffen wie Duftstoffen, Metallen oder Textilien kann eine allergische Kontaktdermatitis hervorrufen, die mit Rötungen, Bläschen oder schuppigen Hautveränderungen einhergeht. Auch Insektenstiche oder Pflanzenkontakt können lokale Entzündungsreaktionen mit starkem Juckreiz auslösen. In solchen Fällen tritt der Juckreiz oft unmittelbar nach dem Kontakt mit dem Reizstoff auf und betrifft bevorzugt die Hautstellen, die direkt mit der Substanz in Berührung gekommen sind.

Chronische Hauterkrankungen wie Neurodermitis oder Psoriasis sind ebenfalls mit anhaltendem Juckreiz verbunden. Menschen mit Neurodermitis leiden unter trockener, empfindlicher Haut, die zu Ekzemen, Rötungen und Juckreiz neigt. Der Juckreiz kann besonders nachts oder in stressreichen Situationen verstärkt auftreten und führt oft zu Kratzspuren oder verdickten Hautstellen. Psoriasis geht mit schuppenden, geröteten Hautarealen einher, die vor allem an Ellenbogen, Knien oder der Kopfhaut auftreten. Der Juckreiz bei Psoriasis ist meist mild bis moderat, kann aber durch Reizstoffe oder mechanische Belastung verstärkt werden.

Neben Hauterkrankungen kann Juckreiz auch ein Hinweis auf systemische Erkrankungen sein. Erkrankungen der Leber, insbesondere eine gestörte Gallenfunktion, können zu einer Ansammlung von Gallensäuren im Blut führen, die sich in Form von generalisiertem Juckreiz äußern. Menschen mit Lebererkrankungen berichten oft über Juckreiz, der vor allem an den Handflächen, Fußsohlen oder am gesamten Körper auftritt, ohne dass sichtbare Hautveränderungen vorhanden sind.

Nierenerkrankungen sind eine weitere mögliche Ursache für anhaltenden Juckreiz. Patienten mit chronischer Niereninsuffizienz entwickeln häufig Juckreiz, der durch eine gestörte Ausscheidung bestimmter Stoffwechselprodukte entsteht. Der Juckreiz tritt oft symmetrisch an Armen, Beinen oder am Rücken auf und kann sich in den Abendstunden oder nach körperlicher Anstrengung verstärken.

Auch Störungen des Blutzuckerstoffwechsels, insbesondere Diabetes mellitus, können Juckreiz verursachen. Eine dauerhaft erhöhte Blutzuckerkonzentration kann die Nervenenden in der Haut reizen und zu einem unangenehmen Juckreiz führen. Menschen mit Diabetes berichten häufig über Juckreiz an den Beinen, im Bereich der Falten oder an Stellen mit trockener Haut. Besonders wenn der Juckreiz mit anderen Symptomen wie vermehrtem Durst, häufigem Wasserlassen oder schlechter Wundheilung verbunden ist, kann dies ein Hinweis auf eine unzureichende Blutzuckereinstellung sein.

Neurologische Erkrankungen können ebenfalls eine Ursache für Juckreiz sein. Nervenirritationen oder Schädigungen, wie sie bei Gürtelrose oder Multipler Sklerose auftreten, können Juckreiz verursachen, der oft nur auf einer Körperseite oder an bestimmten Hautsegmenten auftritt. Dieser sogenannte neuropathische Juckreiz kann sich durch ein unangenehmes Kribbeln, Brennen oder Stechen äußern und spricht häufig nicht auf herkömmliche Juckreizmittel an.

Psychische Faktoren wie Stress, Angst oder emotionale Belastungen können Juckreiz verstärken oder sogar auslösen. Menschen, die unter chronischem Stress leiden, berichten oft über diffuse, generalisierte Juckreizempfindungen ohne erkennbare Hautveränderungen. Dieser psychogene Juckreiz kann durch Ablenkung oder Entspannungstechniken gelindert werden, verstärkt sich jedoch häufig in Ruhephasen oder in Situationen mit hoher emotionaler Belastung.

Die bewusste Selbstbeobachtung von Juckreiz kann helfen, zwischen vorübergehenden und ernsthaften Ursachen zu unterscheiden. Besonders wichtig ist es, auf Begleitsymptome wie Hautveränderungen, Gelbfärbung der Haut, Schwellungen, Müdigkeit oder unklare Gewichtsveränderungen zu achten. Auch die zeitliche Entwicklung des Juckreizes, ob er eher tagsüber oder nachts auftritt, ob er in bestimmten Situationen verstärkt wird oder ob er sich durch Kratzen vorübergehend lindern lässt, kann wertvolle Hinweise auf die zugrunde liegende Ursache geben.

Während gelegentlicher Juckreiz durch Hauttrockenheit oder äußere Reize meist harmlos ist und durch gezielte Hautpflege oder die Vermeidung irritierender Substanzen gelindert werden kann, sollten anhaltender, unerklärlicher oder mit anderen Symptomen verbundener Juckreiz ärztlich abgeklärt werden. Besonders wenn der Juckreiz über Wochen anhält, keine offensichtliche Ursache erkennbar ist oder er sich auf den gesamten Körper ausbreitet, kann eine medizinische Untersuchung erforderlich sein, um mögliche systemische Erkrankungen frühzeitig zu erkennen und eine gezielte Behandlung einzuleiten.

4.5.3. Farbveränderungen

Farbveränderungen der Haut sind ein bedeutendes Anzeichen für dermatologische sowie systemische Erkrankungen und können wertvolle Hinweise auf zugrunde liegende gesundheitliche Probleme liefern. Die Haut spiegelt oft innere Prozesse wider, sodass Veränderungen in ihrer Färbung nicht nur lokal begrenzt auftreten, sondern auch auf komplexe Vorgänge im gesamten Organismus hinweisen können. Rötungen entstehen häufig durch Entzündungsreaktionen, die entweder durch äußere Einflüsse wie Reizstoffe, Infektionen oder Allergien verursacht werden oder auf eine innere Erkrankung zurückzuführen sind. Eine plötzliche, großflächige Rötung kann auf eine akute Entzündung oder eine allergische Reaktion hinweisen, während anhaltende oder wiederkehrende Rötungen in Verbindung mit Juckreiz oder Hautschuppung auf chronische Hauterkrankungen wie Rosazea oder Schuppenflechte hindeuten können. Blässe tritt hingegen oft als Folge einer verminderten Durchblutung oder einer Anämie auf. Eine ausgeprägte Blässe kann ein Anzeichen für einen niedrigen Hämoglobinwert im Blut sein, was auf Eisenmangel, chronische Erkrankungen oder Blutverluste hindeuten kann.

Gelbliche Hautveränderungen sind typischerweise ein Hinweis auf eine gestörte Leberfunktion. Die Gelbfärbung, auch als Ikterus bekannt, entsteht durch eine erhöhte Konzentration von Bilirubin im Blut, einem Abbauprodukt des Hämoglobins. Eine Gelbfärbung, die neben der Haut auch die Schleimhäute oder das Weiße der Augen betrifft, kann auf Lebererkrankungen wie Hepatitis, Leberzirrhose oder Gallenwegsstörungen hinweisen. In einigen Fällen kann eine leichte Gelbfärbung auch durch eine übermäßige Aufnahme von Carotinoiden aus Lebensmitteln wie Karotten oder Kürbis verursacht werden, was in der Regel harmlos ist und keine weiteren Beschwerden verursacht. Eine genaue Beobachtung weiterer Symptome wie Juckreiz, Müdigkeit oder Verdauungsprobleme kann helfen, die Ursache genauer einzugrenzen.

Eine bläuliche Verfärbung der Haut, auch als Zyanose bezeichnet, tritt auf, wenn das Blut nicht ausreichend mit Sauerstoff angereichert ist. Diese Veränderung kann lokal begrenzt sein, beispielsweise an Fingern oder Lippen, oder den gesamten Körper betreffen. Eine bläuliche Färbung der Haut tritt häufig bei Erkrankungen des Herz-Kreislauf-Systems oder der Lunge auf, da eine unzureichende Sauerstoffversorgung des Gewebes dazu führt, dass das sauerstoffarme Blut in den oberflächlichen Gefäßen durchscheint. Akute Atemnot in Kombination mit einer bläulichen Hautverfärbung ist ein ernstzunehmendes Anzeichen für eine mögliche Lungenerkrankung oder eine Herzinsuffizienz und sollte dringend ärztlich abgeklärt werden.

Veränderungen der Hautpigmentierung sind ein weiteres wichtiges Zeichen, das auf hormonelle, genetische oder metabolische Ursachen zurückzuführen sein kann. Dunkle Flecken oder eine ungleichmäßige Pigmentierung treten häufig bei hormonellen Veränderungen auf, beispielsweise während der Schwangerschaft oder durch die Einnahme hormoneller Präparate. Einige Stoffwechselstörungen wie die Addison-Krankheit führen ebenfalls zu einer verstärkten Pigmentierung der Haut, insbesondere an exponierten Stellen wie dem Gesicht oder den Handflächen. Eine plötzliche oder asymmetrische Veränderung der Pigmentierung sollte aufmerksam beobachtet werden, da ungleichmäßige, dunkler werdende Hautareale auch ein Anzeichen für maligne Veränderungen wie Hautkrebs sein können. Eine sorgfältige Selbstbeobachtung in Verbindung mit einer genauen Untersuchung durch eine Fachkraft kann dabei helfen, zwischen harmlosen Pigmentveränderungen und behandlungsbedürftigen Erkrankungen zu unterscheiden.

4.6 Neurologische Symptome: Kopfschmerzen, Taubheitsgefühle, Schwindel

Das Nervensystem ist für die Steuerung nahezu aller körperlichen Funktionen verantwortlich, einschließlich Bewegung, Wahrnehmung und Denkprozesse. Symptome wie Kopfschmerzen, Taubheitsgefühle und Schwindel können auf eine Vielzahl von Ursachen zurückzuführen sein, die von harmlosen Reaktionen des

Körpers bis hin zu schwerwiegenden neurologischen Erkrankungen reichen.

4.6.1. Kopfschmerzen und Migräne

Kopfschmerzen gehören zu den häufigsten neurologischen Beschwerden und können in ihrer Intensität, Dauer und Ursache stark variieren. Sie sind nicht nur ein weit verbreitetes Symptom, sondern auch ein vielschichtiges Phänomen, das auf eine Vielzahl unterschiedlicher Auslöser und Erkrankungen hinweisen kann. Die genaue Unterscheidung der Art der Kopfschmerzen, ihrer Begleitsymptome und möglichen Ursachen ist essenziell, um zwischen harmlosen, vorübergehenden Beschwerden und ernsthaften neurologischen Erkrankungen zu differenzieren. Kopfschmerzen können sowohl primär auftreten, das heißt ohne zugrunde liegende organische Erkrankung, als auch sekundär als Symptom einer anderen gesundheitlichen Störung. Die Bandbreite reicht von Spannungskopfschmerzen, die durch muskuläre Verspannungen oder Stress ausgelöst werden, über Migräneanfälle bis hin zu schwerwiegenden Ursachen wie Entzündungen, Durchblutungsstörungen oder erhöhtem Hirndruck.

Kopfschmerzen, die durch muskuläre Verspannungen verursacht werden, gehören zu den häufigsten Formen und sind oft die Folge von Fehlhaltungen, langem Sitzen, einer unzureichenden Durchblutung der Nacken- und Schulterregion oder emotionalem Stress. Sie treten in der Regel beidseitig auf, sind dumpf-drückend und äußern sich als ein konstantes Spannungsgefühl, das sich von der Stirn bis zum Hinterkopf ausbreiten kann. Diese Kopfschmerzen verstärken sich häufig im Laufe des Tages, insbesondere bei anhaltender Belastung oder einem Mangel an Bewegung. Sie gehen in der Regel nicht mit Übelkeit oder Lichtempfindlichkeit einher und lassen sich durch Entspannungsmaßnahmen, moderate Bewegung oder Wärmebehandlungen lindern.

Migräne stellt eine eigenständige neurologische Erkrankung dar, die sich durch wiederkehrende, meist einseitig lokalisierte und pulsierende Kopfschmerzen auszeichnet. Sie ist oft mit einer erhöhten Empfindlichkeit gegenüber Licht und Geräuschen verbunden und kann von Übelkeit oder Erbrechen begleitet werden. Viele Betroffene erleben vor oder während einer Migräneattacke neurologische Symptome wie Sehstörungen, sogenannte Migräne-Auren, Taubheitsgefühle oder Konzentrationsprobleme. Der genaue Mechanismus der Migräne ist noch nicht vollständig geklärt, doch es wird angenommen, dass eine gestörte Regulation der Blutgefäße im Gehirn sowie eine übermäßige Reizverarbeitung im zentralen Nervensystem eine zentrale Rolle spielen. Die Anfälle können wenige Stunden, aber auch mehrere Tage andauern, wobei die Intensität und Häufigkeit individuell stark variieren. Bestimmte Auslöser wie Schlafmangel, Stress, hormonelle Schwankungen, bestimmte Nahrungsmittel oder Wetterveränderungen können eine Migräne begünstigen.

Plötzlich auftretende, extrem starke Kopfschmerzen, die als die schlimmsten je erlebten Schmerzen beschrieben werden, erfordern eine sofortige medizinische Abklärung, da sie auf eine schwerwiegende Erkrankung wie eine Subarachnoidalblutung oder eine Hirnblutung hinweisen können. Diese Kopfschmerzen treten häufig abrupt auf, sind mit einer hohen Schmerzintensität verbunden und können von neurologischen Ausfällen begleitet sein. Zu den typischen Warnzeichen gehören Bewusstseinsstörungen, Sehstörungen, Sprachprobleme, Lähmungserscheinungen oder ein steifer Nacken. In solchen Fällen handelt es sich um einen medizinischen Notfall, da eine verzögerte Behandlung das Risiko schwerwiegender Folgeschäden oder tödlicher Komplikationen erheblich erhöhen kann.

Sekundäre Kopfschmerzen können durch eine Vielzahl von Erkrankungen verursacht werden, darunter Infektionen, Bluthochdruck, Hirndrucksteigerungen oder entzündliche Prozesse im Bereich der Hirnhäute oder Blutgefäße. Besonders Kopfschmerzen, die mit anhaltendem Fieber, Verwirrtheit oder Nackensteifigkeit einhergehen, können auf eine Meningitis hinweisen, die dringend behandelt werden muss. Auch eine unerkannte Arterienentzündung im Bereich der Schläfenarterie, bekannt als Arteriitis temporalis, kann starke Kopfschmerzen hervorrufen und sollte schnellstmöglich diagnostiziert werden, um eine Erblindung oder andere schwerwiegende Komplikationen zu verhindern.

Die genaue Beobachtung der Kopfschmerzen, ihres zeitlichen Verlaufs, ihrer Begleitsymptome und möglicher Einflussfaktoren kann helfen, zwischen harmlosen und ernsthaften Ursachen zu unterscheiden. Kopfschmerzen, die sich durch Ruhe oder Entspannung bessern und keine weiteren alarmierenden Symptome aufweisen, sind in der Regel ungefährlich und vorübergehend. Treten die Beschwerden jedoch in ungewöhnlicher Intensität auf, verschlechtern sie sich über die Zeit oder sind mit weiteren neurologischen Symptomen verbunden, sollte eine ärztliche Abklärung erfolgen, um schwerwiegende Erkrankungen auszuschließen und eine gezielte Behandlung einzuleiten.

4.6.2. Taubheitsgefühle

Taubheitsgefühle sind ein häufiges neurologisches Symptom, das auf eine Beeinträchtigung der Nervenfunktion hinweisen kann. Die Wahrnehmung von Taubheit, Kribbeln oder einem eingeschränkten Empfinden in bestimmten Körperbereichen entsteht, wenn die Signalübertragung zwischen den Nerven und dem Gehirn gestört ist. Die Ursachen solcher Empfindungsstörungen sind vielfältig und reichen von vorübergehenden Durchblutungsstörungen über Nervenkompressionen bis hin zu ernsthaften neurologischen Erkrankungen. Eine bewusste Selbstbeobachtung kann helfen, zwischen harmlosen und behandlungsbedürftigen Taubheitsgefühlen zu unterscheiden, insbesondere wenn sie mit anderen neurologischen Symptomen wie Muskelschwäche oder Koordinationsproblemen einhergehen.

Kurzfristige Taubheitsgefühle treten häufig auf, wenn eine ungünstige Körperhaltung die Durchblutung oder die Nervenleitung in einer bestimmten Region beeinträchtigt. Dies geschieht beispielsweise, wenn eine Person über längere Zeit in einer bestimmten Sitz- oder Liegeposition verharrt und ein Nerv oder ein Blutgefäß dadurch vorübergehend abgeklemmt wird. In diesen Fällen verschwinden die Gefühlsstörungen meist nach wenigen Minuten, sobald die normale Durchblutung wiederhergestellt ist. Auch Kälteexposition kann die Empfindlichkeit der Nerven vorübergehend beeinträchtigen und zu Taubheitsgefühlen führen. Solche harmlosen Ursachen sind in der Regel unbedenklich, solange sie nicht regelmäßig auftreten oder mit weiteren Symptomen verbunden sind.

Anhaltende oder wiederkehrende Taubheitsgefühle, die über einen längeren Zeitraum bestehen bleiben oder sich verschlimmern, können jedoch auf eine zugrunde liegende neurologische Erkrankung hinweisen. Erkrankungen wie das Karpaltunnelsyndrom, bei dem der Medianusnerv im Handgelenk eingeengt wird, führen typischerweise zu Taubheitsgefühlen und Kribbeln in den Fingern, besonders nachts oder bei bestimmten Bewegungen. Bandscheibenvorfälle in der Hals- oder Lendenwirbelsäule können ebenfalls zu anhaltenden Empfindungsstörungen führen, da die Nervenwurzeln durch die Verlagerung der Bandscheibe gereizt oder komprimiert werden. In solchen Fällen treten die Beschwerden oft in bestimmten Körperregionen auf und können sich durch Bewegung oder Haltungsveränderungen verstärken.

Besondere Aufmerksamkeit ist geboten, wenn Taubheitsgefühle plötzlich auftreten, eine Körperhälfte betreffen oder mit weiteren neurologischen Symptomen wie Muskelschwäche, Sprachstörungen oder Sehstörungen einhergehen. Diese Anzeichen können auf eine ernste Erkrankung wie einen Schlaganfall hindeuten, bei dem die Durchblutung bestimmter Hirnregionen unterbrochen ist und dadurch die normale Nervenfunktion gestört wird. Ein Schlaganfall erfordert eine sofortige medizinische Notfallversorgung, da eine schnelle Behandlung die Chancen auf eine vollständige Genesung erheblich verbessert. Besonders alarmierend sind plötzlich einsetzende Taubheitsgefühle in Kombination mit Lähmungen, Problemen bei der Artikulation oder einer asymmetrischen Gesichtslähmung. In solchen Fällen sollte umgehend ein Notruf abgesetzt und keine Zeit mit Selbstdiagnose oder Abwarten vergeudet werden.

4.6.3. *Schwindel*

Schwindel ist ein weiteres häufiges neurologisches Symptom, das sowohl durch harmlose als auch durch ernsthafte Ursachen bedingt sein kann. Das Gefühl von Unsicherheit, Benommenheit oder einem rotierenden Umfeld kann durch eine Vielzahl von Faktoren ausgelöst werden. Häufig ist Schwindel eine Folge von Störungen des Gleichgewichtssystems, das sich aus dem Innenohr, den Augen und den propriozeptiven Sensoren in den Muskeln zusammensetzt. Ein Ungleichgewicht in der Signalverarbeitung dieser Systeme kann dazu führen, dass das Gehirn widersprüchliche Informationen erhält, was zu einem Schwindelgefühl führt.

Vorübergehender Schwindel tritt oft bei schnellen Lagewechseln auf, beispielsweise beim plötzlichen Aufstehen aus dem Sitzen oder Liegen. Dies kann durch eine kurzfristige Blutdrucksenkung verursacht werden, die das Gehirn für einen Moment nicht ausreichend mit Sauerstoff versorgt. Solche Kreislaufprobleme sind in den meisten Fällen harmlos und bessern sich, sobald sich der Blutdruck reguliert. Auch Flüssigkeitsmangel oder eine Unterzuckerung können Schwindel auslösen, insbesondere wenn eine unzureichende Nahrungsaufnahme oder längere körperliche Anstrengung vorausging.

Plötzlicher, intensiver Schwindel, der mit Gangunsicherheit, Doppeltsehen oder Sprachstörungen verbunden ist, kann jedoch auf eine ernsthafte neurologische Störung hindeuten. Eine Minderdurchblutung des Gehirns, wie sie bei einem Schlaganfall oder einer transitorischen ischämischen Attacke auftritt, kann das Gleichgewichtssystem beeinträchtigen und zu einem anhaltenden Schwindelgefühl führen. Besonders verdächtig sind Drehschwindelattacken, die mit Übelkeit, plötzlicher Schwäche oder Koordinationsproblemen einhergehen. In solchen Fällen ist eine sofortige medizinische

Abklärung erforderlich, um schwerwiegende Erkrankungen auszuschließen oder frühzeitig zu behandeln.

Die Unterscheidung zwischen harmlosen und behandlungsbedürftigen neurologischen Symptomen erfordert eine bewusste Selbstbeobachtung, insbesondere im Hinblick auf begleitende Beschwerden und den zeitlichen Verlauf. Symptome, die nur kurzzeitig auftreten und durch einfache Maßnahmen wie Flüssigkeitszufuhr, Ruhe oder Haltungsveränderungen verschwinden, sind in den meisten Fällen unbedenklich. Anhaltende, wiederkehrende oder plötzlich auftretende Symptome, die mit weiteren neurologischen Auffälligkeiten verbunden sind, sollten jedoch ernst genommen und ärztlich abgeklärt werden.

Die systematische Dokumentation von Taubheitsgefühlen oder Schwindelattacken kann dazu beitragen, Muster und mögliche Auslöser zu erkennen. Eine detaillierte Erfassung von Zeitpunkt, Dauer, Intensität und Begleitsymptomen hilft dabei, Zusammenhänge mit bestimmten Aktivitäten, Nahrungsmitteln oder Umwelteinflüssen zu identifizieren. Solche Informationen sind besonders wertvoll für die ärztliche Diagnostik, da sie eine gezieltere Einschätzung der möglichen Ursachen ermöglichen.

4.7 Hormonelle und Stoffwechselerkrankungen: Müdigkeit, Gewichtsschwankungen, Stimmungsschwankungen

Das hormonelle Gleichgewicht und der Stoffwechsel spielen eine zentrale Rolle für zahlreiche Körperfunktionen, darunter die Energieproduktion, das Immunsystem, die Regulierung des Körpergewichts und die emotionale Stabilität. Müdigkeit, Gewichtsschwankungen und Stimmungsschwankungen sind Symptome, die auf hormonelle und stoffwechselbedingte Störungen hinweisen können.

4.7.1. Müdigkeit

Müdigkeit ist eines der häufigsten und gleichzeitig unspezifischsten Symptome hormoneller und stoffwechselbedingter Erkrankungen. Sie äußert sich in einer anhaltenden Erschöpfung, einem spürbaren Leistungsabfall und einer verminderten körperlichen sowie geistigen Belastbarkeit. Die Ursachen für Müdigkeit sind vielfältig, und nicht jede Form der Erschöpfung ist auf eine Erkrankung zurückzuführen. In vielen Fällen liegt lediglich eine vorübergehende Erschöpfung infolge von Schlafmangel, hoher Stressbelastung oder einer unausgewogenen Ernährung vor. Besteht die Müdigkeit jedoch über Wochen oder Monate hinweg und wird nicht durch ausreichende Erholung, Bewegung oder eine gesunde Lebensweise verbessert, kann dies auf eine zugrunde liegende Störung des Hormon- oder Stoffwechselsystems hinweisen.

Die Regulation des Energiestoffwechsels spielt eine entscheidende Rolle für das körperliche und geistige Wohlbefinden. Hormonelle Ungleichgewichte können den Stoffwechsel verlangsamen oder beschleunigen und dadurch zu Erschöpfungszuständen führen. Eine häufige Ursache für chronische Müdigkeit ist eine Schilddrüsenunterfunktion, bei der die Produktion der Schilddrüsenhormone reduziert ist. Diese Hormone regulieren den Grundumsatz des Körpers und beeinflussen zahlreiche physiologische Prozesse wie den Energiestoffwechsel, die Wärmeregulation und die kognitive Leistungsfähigkeit. Eine unzureichende Menge an Schilddrüsenhormonen führt zu einer Verlangsamung des Stoffwechsels, wodurch sich Betroffene oft müde, träge und konzentrationsschwach fühlen. Weitere typische Begleiterscheinungen einer Schilddrüsenunterfunktion sind trockene Haut, Gewichtszunahme, Kälteempfindlichkeit und depressive Verstimmungen.

Eine weitere hormonelle Ursache für chronische Müdigkeit ist eine Nebennierenschwäche, bei der die Produktion von Stresshormonen wie Cortisol nicht ausreichend reguliert wird. Die Nebennieren spielen eine zentrale Rolle bei der Stressbewältigung, da sie in herausfordernden Situationen vermehrt Cortisol ausschütten, um den Körper in Alarmbereitschaft zu versetzen. Ist die Funktion der Nebennieren beeinträchtigt, beispielsweise durch langanhaltenden Stress oder eine

Autoimmunerkrankung, kann dies zu einer unzureichenden Cortisolproduktion führen, wodurch der Körper nicht mehr in der Lage ist, sich an Belastungssituationen anzupassen. Symptome wie anhaltende Erschöpfung, Schwächegefühle am Morgen, niedriger Blutdruck und eine erhöhte Infektanfälligkeit können auf eine eingeschränkte Funktion der Nebennieren hinweisen.

Störungen des Blutzuckerhaushalts können ebenfalls zu anhaltender Müdigkeit führen, insbesondere wenn der Körper Schwierigkeiten hat, den Blutzuckerspiegel stabil zu halten. Insulinresistenz, eine Vorstufe von Diabetes, führt dazu, dass die Körperzellen weniger empfindlich auf Insulin reagieren, wodurch Glukose nicht mehr effizient in die Zellen aufgenommen wird. Dies kann zu einem Energiemangel auf zellulärer Ebene führen, der sich in Form von Erschöpfung und Konzentrationsproblemen äußert. Auch Schwankungen des Blutzuckerspiegels, beispielsweise durch unregelmäßige Mahlzeiten oder eine unausgewogene Ernährung mit einem hohen Anteil an schnellen Kohlenhydraten, können Müdigkeitsattacken auslösen, da der Körper auf diese Schwankungen mit einem plötzlichen Abfall der Energieversorgung reagiert.

Chronische Müdigkeit kann ebenfalls durch Mangelzustände verursacht werden, die den Stoffwechsel und die Hormonproduktion beeinträchtigen. Ein Eisenmangel führt beispielsweise zu einer unzureichenden Sauerstoffversorgung der Zellen, da Eisen für den Transport von Sauerstoff im Blut unerlässlich ist. Ein Mangel an Vitamin D, das eine wichtige Rolle bei der Regulation des Immunsystems und des Muskelstoffwechsels spielt, kann ebenfalls zu anhaltender Erschöpfung beitragen. Auch ein niedriger Magnesiumspiegel kann Müdigkeit verursachen, da dieser Mineralstoff für die Energieproduktion in den Mitochondrien benötigt wird.

Vorübergehende Erschöpfung, die nach ausreichend Schlaf, Bewegung oder einer Ernährungsumstellung abklingt, deutet eher auf eine kurzfristige Belastung oder einen Nährstoffmangel hin. In solchen Fällen bessert sich der Energiehaushalt, sobald der Körper die Möglichkeit erhält, sich zu regenerieren. Anhaltende Müdigkeit, die trotz erholsamer Schlafphasen, gesunder Ernährung und ausreichender Bewegung bestehen bleibt, kann hingegen ein Hinweis auf eine tieferliegende hormonelle oder stoffwechselbedingte Störung sein.

Müdigkeit, die mit einem allgemeinen Leistungsabfall, psychischer Erschöpfung oder anhaltender Kraftlosigkeit verbunden ist, sollte nicht unterschätzt werden, da sie ein Hinweis auf eine behandlungsbedürftige Erkrankung sein kann.

4.7.2. *Gewichtsschwankungen*

Gewichtsschwankungen sind ein komplexes Phänomen, das durch eine Vielzahl von Faktoren beeinflusst wird. Während kleinere Gewichtsschwankungen im Laufe des Tages oder über einige Wochen hinweg völlig normal sind, können plötzliche oder anhaltende Veränderungen des Körpergewichts auf hormonelle oder stoffwechselbedingte Ursachen hinweisen. Eine ungewollte Gewichtsabnahme oder -zunahme kann auf eine Dysregulation des Energiehaushalts, eine veränderte Hormonproduktion oder eine Störung der Nährstoffverwertung zurückzuführen sein. Die bewusste Selbstbeobachtung spielt eine entscheidende Rolle, um zwischen harmlosen, kurzfristigen Schwankungen und besorgniserregenden, anhaltenden Veränderungen zu unterscheiden.

Eine plötzliche ungewollte Gewichtsabnahme kann auf eine gesteigerte Stoffwechselaktivität oder eine unzureichende Nährstoffaufnahme hinweisen. Eine häufige Ursache für einen unerklärlichen Gewichtsverlust ist eine Schilddrüsenüberfunktion, auch Hyperthyreose genannt. Bei dieser Erkrankung produziert die Schilddrüse übermäßig viele Hormone, die den Energieverbrauch des Körpers beschleunigen. Betroffene leiden häufig unter gesteigerter Unruhe, Herzrasen, vermehrtem Schwitzen, Schlafstörungen und einer allgemeinen Überaktivität des Stoffwechsels, was zu einem schnellen Abbau von Fett- und Muskelmasse führen kann.

Eine weitere mögliche Ursache für ungewollten Gewichtsverlust ist eine Störung des Insulinstoffwechsels, wie sie bei Diabetes mellitus auftreten kann. Insulin ist essenziell für die Regulation des Blutzuckers und die Verwertung von Glukose in den Körperzellen. Bei einem Insulinmangel oder einer gestörten Insulinwirkung kann der Körper nicht mehr ausreichend Energie aus der Nahrung gewinnen und beginnt, Fett- und Muskelreserven als alternative Energiequelle zu nutzen. Menschen mit unkontrolliertem Diabetes mellitus leiden häufig unter starkem Durst, häufigem Wasserlassen, Müdigkeit und ungewolltem Gewichtsverlust, obwohl sie eine normale oder sogar gesteigerte Nahrungsaufnahme haben.

Chronische Entzündungen können ebenfalls zu Gewichtsverlust führen, da der Körper in einem anhaltenden entzündlichen Zustand vermehrt Energie verbraucht. Autoimmunerkrankungen, chronische Infektionen oder entzündliche Darmerkrankungen wie Morbus Crohn oder Colitis ulcerosa können dazu führen, dass Nährstoffe nicht mehr richtig aufgenommen oder verwertet werden. Dies kann zu einer schleichenden Gewichtsabnahme, Mangelerscheinungen und einer allgemeinen Schwächung des Körpers führen.

Eine unerklärliche Gewichtszunahme kann ebenso hormonelle Ursachen haben. Eine der häufigsten endokrinologischen Störungen, die mit einer Gewichtszunahme verbunden ist, ist die Schilddrüsenunterfunktion, auch Hypothyreose genannt. Bei dieser Erkrankung produziert die Schilddrüse zu wenig Hormone, wodurch der Stoffwechsel verlangsamt wird. Menschen mit einer Schilddrüsenunterfunktion nehmen oft trotz gleichbleibender Ernährung und Bewegung an Gewicht zu. Weitere Symptome sind Antriebslosigkeit, Müdigkeit, trockene Haut, Kälteempfindlichkeit und eine allgemeine

Verlangsamung des körperlichen und geistigen Stoffwechsels.

Hormonelle Veränderungen, wie sie in den Wechseljahren oder während bestimmter Lebensphasen auftreten, können ebenfalls zu einer Gewichtszunahme führen. Ein abnehmender Östrogenspiegel bei Frauen nach den Wechseljahren beeinflusst die Fettverteilung im Körper, wodurch es häufiger zu einer vermehrten Speicherung von Fett im Bauchbereich kommt. Gleichzeitig sinkt die Muskelmasse mit zunehmendem Alter, was den Grundumsatz senkt und das Körpergewicht langfristig beeinflussen kann.

Eine weitere hormonelle Ursache für eine ungewollte Gewichtszunahme ist eine Störung des Cortisolhaushalts, wie sie beim Cushing-Syndrom auftritt. Cortisol ist ein Stresshormon, das eine zentrale Rolle im Energiestoffwechsel spielt. Ein dauerhaft erhöhter Cortisolspiegel kann zu einer vermehrten Fetteinlagerung, insbesondere im Bauch- und Gesichtsbereich, führen. Menschen mit einem erhöhten Cortisolspiegel klagen häufig über Heißhungerattacken, Muskelschwäche, Bluthochdruck und Stimmungsschwankungen.

Neben hormonellen und stoffwechselbedingten Ursachen können auch Veränderungen im Wasserhaushalt zu Gewichtsschwankungen führen. Der Körper speichert und reguliert Wasser in Abhängigkeit von der Salzaufnahme, der Nierenfunktion und hormonellen Prozessen. Ein kurzfristiger Anstieg des Körpergewichts kann beispielsweise durch Wassereinlagerungen bedingt sein, die bei hormonellen Schwankungen, Herz-Kreislauf-Erkrankungen oder bestimmten Medikamenten auftreten können. Auch eine unausgewogene Ernährung mit einem hohen Salzgehalt kann vorübergehende Wassereinlagerungen begünstigen, die sich jedoch durch eine Anpassung der Ernährung oder eine vermehrte Flüssigkeitszufuhr regulieren lassen.

Veränderungen des Muskelstoffwechsels spielen ebenfalls eine wichtige Rolle bei Gewichtsschwankungen. Muskelgewebe ist metabolisch aktiver als Fettgewebe, weshalb eine Abnahme der Muskelmasse den Energieverbrauch des Körpers reduziert. Menschen, die über längere Zeit körperlich inaktiv sind oder altersbedingt Muskelmasse verlieren, können eine allmähliche Gewichtszunahme bemerken, da ihr Energieverbrauch sinkt. Umgekehrt kann ein gezieltes Muskelaufbautraining dazu führen, dass das Körpergewicht trotz Fettabbau stabil bleibt oder sogar leicht ansteigt, da Muskelgewebe dichter ist als Fettgewebe.

Die Nährstoffverwertung und die Zusammensetzung der Darmflora beeinflussen ebenfalls das Körpergewicht. Veränderungen im Mikrobiom des Darms können dazu führen, dass Nährstoffe unterschiedlich aufgenommen und verwertet werden. Störungen der Darmflora, beispielsweise durch eine unausgewogene Ernährung, chronische Entzündungen oder die Einnahme bestimmter Medikamente wie Antibiotika, können das Körpergewicht langfristig beeinflussen.

Eine bewusste Selbstbeobachtung über einen längeren Zeitraum kann helfen, zwischen kurzfristigen Schwankungen und anhaltenden Veränderungen zu unterscheiden. Gewichtsschwankungen, die innerhalb weniger Tage auftreten, sind häufig auf Wasserhaushalt, Magen-Darm-Aktivität oder kurzfristige Veränderungen in der Ernährung zurückzuführen und stellen in der Regel keinen Grund zur Sorge dar. Bestehen jedoch anhaltende oder unerklärliche Veränderungen des Körpergewichts über mehrere Wochen oder Monate hinweg, kann dies ein Hinweis auf eine zugrunde liegende hormonelle oder stoffwechselbedingte Störung sein.

Eine strukturierte Selbstbeobachtung kann dabei helfen, Muster zu erkennen und mögliche Zusammenhänge mit bestimmten Faktoren wie Ernährung, Bewegung, Schlafqualität oder Stresslevel zu identifizieren. Dabei ist es hilfreich, nicht nur das Gewicht selbst, sondern auch weitere Begleitsymptome wie Energielevel, Appetitveränderungen oder Verdauungsprobleme zu dokumentieren. Anhaltende oder plötzliche Gewichtsschwankungen, die nicht durch eine offensichtliche Veränderung des Lebensstils erklärbar sind, sollten ärztlich abgeklärt werden, um mögliche hormonelle oder metabolische Ursachen frühzeitig zu identifizieren und gegebenenfalls gezielt zu behandeln.

4.7.3. Stimmungsschwankungen

Stimmungsschwankungen sind ein weit verbreitetes Symptom, das auf eine Vielzahl von körperlichen und psychischen Ursachen zurückgeführt werden kann. Während gelegentliche Veränderungen der Stimmung Teil des normalen emotionalen Erlebens sind, können anhaltende oder ausgeprägte Schwankungen ein Hinweis auf hormonelle oder stoffwechselbedingte Dysregulationen sein. Der menschliche Hormonhaushalt beeinflusst direkt die Funktion des zentralen Nervensystems und spielt eine wesentliche Rolle in der Regulation von Emotionen, Antrieb und Stressbewältigung. Eine gestörte Hormonbalance kann dazu führen, dass Betroffene unerklärliche Stimmungsschwankungen erleben, die von plötzlicher Reizbarkeit über Antriebslosigkeit bis hin zu depressiven Verstimmungen reichen.

Ein häufiges hormonelles Ungleichgewicht, das mit Stimmungsschwankungen verbunden ist, betrifft die Schilddrüsenfunktion. Die Schilddrüse produziert Hormone, die nicht nur den Stoffwechsel steuern, sondern auch das Gleichgewicht von Neurotransmittern im Gehirn beeinflussen. Eine Schilddrüsenunterfunktion, bei der zu wenig Schilddrüsenhormone gebildet werden, führt häufig zu Antriebslosigkeit, Müdigkeit, Konzentrationsproblemen und einer allgemeinen Neigung zu depressiven Verstimmungen. Betroffene berichten oft über eine emotionale Labilität, ein vermindertes Selbstwertgefühl und eine erhöhte Reizbarkeit, die nicht durch äußere Faktoren erklärbar ist. Im Gegensatz dazu kann eine Schilddrüsenüberfunktion zu einer übermäßigen Aktivierung des Nervensystems führen, was sich in innerer Unruhe, erhöhter Nervosität, Angstzuständen und Schlafstörungen äußern kann.

Ein weiterer hormoneller Faktor, der starke Stimmungsschwankungen hervorrufen kann, ist der weibliche Zyklus. Während der Menstruationszyklus durch natürliche Schwankungen der Hormone Östrogen und Progesteron gekennzeichnet ist, erleben manche Frauen ausgeprägte emotionale Veränderungen in den Tagen vor der Menstruation. Dieses sogenannte prämenstruelle Syndrom kann Reizbarkeit, depressive Verstimmungen, erhöhte Sensibilität und emotionale Instabilität hervorrufen. In schwereren Fällen kann eine prämenstruelle dysphorische Störung vorliegen, bei der die Stimmungsschwankungen so stark ausgeprägt sind, dass sie den Alltag erheblich beeinträchtigen. Hormonelle Veränderungen während der Schwangerschaft oder in den Wechseljahren können ebenfalls emotionale Instabilität begünstigen, da der abrupte Abfall oder Anstieg bestimmter Hormone eine direkte Wirkung auf das emotionale Erleben hat.

Die Regulation des Cortisolspiegels spielt ebenfalls eine entscheidende Rolle bei der Stabilisierung der Emotionen. Cortisol, das als Stresshormon bekannt ist, wird in den Nebennieren produziert und hilft dem Körper, auf Belastungssituationen zu reagieren. Ein dauerhaft erhöhter Cortisolspiegel, wie er bei chronischem Stress, Überlastung oder einer Nebennierenfehlfunktion auftreten kann, führt oft zu Reizbarkeit, Angstzuständen, Konzentrationsstörungen und einer verminderten Belastbarkeit gegenüber emotionalen Herausforderungen. Gleichzeitig kann ein erniedrigter Cortisolspiegel, der beispielsweise bei einer Nebennierenschwäche auftritt, zu Antriebslosigkeit, Erschöpfung und depressiven Verstimmungen führen. Eine Dysregulation des Cortisolhaushalts beeinflusst zudem die Schlafqualität, was wiederum die emotionale Stabilität negativ beeinflussen kann.

Neben hormonellen Faktoren können auch Störungen des Blutzuckerhaushalts die Stimmung beeinflussen. Der Blutzuckerspiegel ist eng mit der Energieversorgung des Gehirns verbunden, und Schwankungen in der Glukosekonzentration können emotionale Instabilität hervorrufen. Menschen mit Insulinresistenz oder Diabetes mellitus berichten häufig über Stimmungsschwankungen, die mit Phasen der Unterzuckerung oder starken Blutzuckerschwankungen verbunden sind. Eine zu niedrige Glukoseversorgung des Gehirns kann zu Reizbarkeit, Konzentrationsproblemen, Nervosität und erhöhter Anfälligkeit für Stress führen. Umgekehrt kann ein dauerhaft erhöhter Blutzuckerspiegel entzündliche Prozesse im Gehirn begünstigen und langfristig depressive Symptome verstärken. Eine unausgewogene Ernährung mit einem hohen Anteil an einfachen Kohlenhydraten und Zucker kann ebenfalls dazu beitragen, dass Blutzuckerspitzen und -abfälle häufiger auftreten und dadurch die emotionale Stabilität beeinträchtigt wird.

Stimmungsschwankungen können auch durch Veränderungen im Mikrobiom des Darms beeinflusst werden. Die Darmflora spielt eine zentrale Rolle in der Regulation des Nervensystems und der Produktion bestimmter Neurotransmitter wie Serotonin, das eine Schlüsselrolle für das emotionale Wohlbefinden spielt. Eine gestörte Darmflora, beispielsweise durch eine unausgewogene Ernährung, chronische Entzündungen oder die Einnahme von Antibiotika, kann das Gleichgewicht dieser Neurotransmitter beeinträchtigen und dadurch depressive Symptome oder emotionale Instabilität verstärken.

Die gezielte Selbstbeobachtung der Stimmungsschwankungen kann helfen, Muster zu erkennen und mögliche Ursachen besser einzuordnen. Dabei ist es hilfreich, emotionale Veränderungen in Zusammenhang mit anderen körperlichen Beschwerden und externen Einflussfaktoren zu analysieren. Fragen, die bei der Selbstbeobachtung berücksichtigt werden sollten, sind unter anderem: Treten die Stimmungsschwankungen regelmäßig zu bestimmten Tageszeiten oder in bestimmten Zyklusphasen auf? Gehen sie mit körperlichen Symptomen wie Müdigkeit, Schwindel, Kopfschmerzen oder Verdauungsproblemen einher? Gibt es einen Zusammenhang mit Stress, Ernährung oder Schlafverhalten? Lassen sich Veränderungen durch bewusste Maßnahmen wie Entspannungstechniken, Ernährungsumstellungen oder sportliche Aktivität positiv beeinflussen?

Eine systematische Dokumentation der emotionalen Veränderungen kann dazu beitragen, hormonelle oder stoffwechselbedingte Ursachen besser zu identifizieren. Stimmungsschwankungen, die über längere Zeit bestehen bleiben, die Alltagsbewältigung erheblich beeinträchtigen oder mit weiteren auffälligen körperlichen Symptomen verbunden sind, sollten ärztlich abgeklärt werden. In vielen Fällen kann eine gezielte hormonelle oder stoffwechselbezogene Diagnostik Aufschluss darüber geben, ob eine behandelbare Ursache vorliegt. Gleichzeitig ist es wichtig, emotionale Veränderungen nicht ausschließlich als biologisch bedingt zu betrachten, sondern auch psychologische und soziale Einflussfaktoren in die Selbstbeobachtung mit einzubeziehen.

Die bewusste Wahrnehmung der eigenen emotionalen Reaktionen und ihrer möglichen Ursachen kann helfen, geeignete Maßnahmen zur Stabilisierung der Stimmung zu ergreifen. Eine gesunde Lebensweise mit einer ausgewogenen Ernährung, regelmäßiger Bewegung, ausreichender Erholung und Stressmanagement kann einen positiven Einfluss auf hormonelle und stoffwechselbedingte Ursachen von Stimmungsschwankungen haben. In Fällen, in denen emotionale Instabilität mit ausgeprägten körperlichen Beschwerden einhergeht oder über einen längeren Zeitraum ohne erkennbare äußere Ursache anhält, ist eine medizinische Abklärung ratsam, um mögliche hormonelle oder metabolische Störungen frühzeitig zu erkennen und gezielt zu behandeln.

4.8 Psychosomatische Beschwerden: Wie Körper und Psyche sich gegenseitig beeinflussen

Psychosomatische Beschwerden sind Ausdruck der engen Wechselwirkungen zwischen Körper und Psyche. Psychische Belastungen, Stress und emotionale Zustände können direkte Auswirkungen auf den Körper haben und sich in Form körperlicher Symptome äußern, ohne dass eine organische Ursache vorliegt. Die Verbindung zwischen psychischen und körperlichen Prozessen basiert auf komplexen Mechanismen, die durch das Nervensystem, den Hormonhaushalt und das Immunsystem vermittelt werden. Die Fähigkeit, diese Zusammenhänge zu erkennen und richtig zu interpretieren, ist ein wesentlicher Bestandteil der Selbstdiagnose, da psychosomatische Beschwerden häufig mit ernsthaften Erkrankungen verwechselt oder falsch eingeordnet werden.

4.8.1. Stress

Stress spielt eine zentrale Rolle bei der Entstehung psychosomatischer Beschwerden, da das Zusammenspiel von Geist und Körper tief in den biologischen Regulationsmechanismen verankert ist. Das vegetative Nervensystem, das wesentliche Körperfunktionen wie Herzschlag, Atmung, Verdauung und Stoffwechsel steuert, reagiert unmittelbar auf psychische Belastungen. Kurzfristige Stresssituationen aktivieren das sympathische Nervensystem, wodurch der Körper auf eine Kampf-

oder Fluchtreaktion vorbereitet wird. Herzfrequenz und Blutdruck steigen, die Atmung wird schneller, die Muskeln spannen sich an und die Verdauungsprozesse werden gehemmt, um Energie für eine sofortige Reaktion bereitzustellen. Nach Abklingen der Stresssituation übernimmt der Parasympathikus die Steuerung, sodass der Körper in einen Zustand der Entspannung zurückkehrt. Wenn Stress jedoch über einen längeren Zeitraum anhält oder immer wieder auftritt, bleibt das vegetative Nervensystem in einem überaktivierten Zustand, was langfristig zu körperlichen Beschwerden führen kann.

Muskelverspannungen sind eine häufige Folge von chronischem Stress, da die anhaltende Aktivierung des sympathischen Nervensystems zu einer erhöhten Muskelspannung führt. Besonders häufig sind Verspannungen im Bereich von Nacken, Schultern und Rücken, die mit Schmerzen, Bewegungseinschränkungen und Kopfschmerzen einhergehen können. Diese Spannungen entstehen durch eine unbewusste Dauerkontraktion der Muskulatur, die bei anhaltendem Stress nicht ausreichend gelöst wird. Die anhaltende Anspannung kann zudem die Durchblutung der Muskulatur beeinträchtigen, was die Sauerstoffversorgung reduziert und die Schmerzwahrnehmung verstärkt. In vielen Fällen werden diese Beschwerden als orthopädische oder neurologische Probleme fehlinterpretiert, obwohl die Ursache in einer dauerhaften Stressbelastung liegt.

Kopfschmerzen sind eine weitere häufige Stressfolge und entstehen durch eine Kombination aus

Muskelverspannungen, veränderter Durchblutung und einer erhöhten Empfindlichkeit des Nervensystems. Spannungskopfschmerzen äußern sich als drückender, beidseitiger Schmerz, der sich vom Hinterkopf über die Stirn ausbreiten kann. Sie entstehen oft durch eine Kombination aus physischer Anspannung und psychischer Belastung, die zu einer anhaltenden Aktivierung des Stresssystems führt. Migräneanfälle können ebenfalls durch Stress ausgelöst oder verstärkt werden, da eine Übererregbarkeit des Nervensystems die Regulation der Blutgefäße im Gehirn beeinflusst. Stress kann dazu führen, dass Migräneattacken häufiger oder intensiver auftreten, insbesondere wenn sich Phasen hoher Belastung mit plötzlicher Entspannung abwechseln.

Magen-Darm-Beschwerden sind eine weitere typische Manifestation von Stress, da das vegetative Nervensystem eine zentrale Rolle in der Regulation der Verdauung spielt. Chronischer Stress kann die Magen- und Darmbewegungen verändern, die Produktion von Magensäure erhöhen oder die Darmflora aus dem Gleichgewicht bringen. Viele Menschen leiden unter nervösem Magen, Völlegefühl, Übelkeit oder Magenkrämpfen, wenn sie unter anhaltender psychischer Belastung stehen. Stress kann auch die Darmtätigkeit beeinflussen, was sich in Verstopfung oder Durchfall äußern kann. Reizdarmsymptome wie Blähungen, Bauchschmerzen und unregelmäßiger Stuhlgang treten häufig in Verbindung mit psychischer Belastung auf, da das enterische Nervensystem, das den Darm steuert, eng mit dem zentralen Nervensystem verknüpft ist.

Herz-Kreislauf-Symptome sind ebenfalls eine häufige Folge von chronischem Stress, da das sympathische Nervensystem die Aktivität des Herzens und die Regulation des Blutdrucks beeinflusst. Menschen, die unter anhaltendem Stress stehen, erleben häufig ein unangenehmes Herzklopfen, einen beschleunigten Puls oder Blutdruckschwankungen. Diese Symptome können besorgniserregend wirken und Angst auslösen, wodurch sich ein Teufelskreis entwickelt, in dem die Stressreaktion weiter verstärkt wird. In einigen Fällen kann anhaltender Stress zu einer erhöhten Ausschüttung von Stresshormonen wie Adrenalin und Cortisol führen, die das Risiko für langfristige Herz-Kreislauf-Erkrankungen erhöhen können.

Chronischer Stress kann zudem das Immunsystem schwächen, da das Stresshormon Cortisol entzündungshemmende und immunregulierende Funktionen hat. Eine dauerhaft erhöhte Cortisolausschüttung kann dazu führen, dass das Immunsystem empfindlicher auf äußere Reize reagiert oder seine Abwehrfunktion gegen Infektionen und Entzündungen vermindert. Menschen, die unter chronischem Stress stehen, berichten häufiger über Infektanfälligkeit, langsame Wundheilung oder entzündliche Hautreaktionen. Gleichzeitig kann eine Dysregulation des Immunsystems dazu führen, dass entzündliche Prozesse verstärkt werden, was das Risiko für Autoimmunerkrankungen oder chronische Schmerzen erhöht.

Ein weiterer wichtiger Aspekt der stressbedingten Beschwerden ist die erhöhte Schmerzempfindlichkeit. Chronischer Stress kann das Schmerzempfinden verstärken, da die Nervenzellen in einem übererregten Zustand bleiben und Reize intensiver wahrgenommen werden. Menschen mit chronischen Schmerzen berichten häufig, dass ihre Beschwerden in stressreichen Phasen zunehmen, während sie in entspannten Zeiten erträglicher sind. Diese Veränderung der Schmerzwahrnehmung entsteht, weil das Nervensystem durch anhaltende Belastung empfindlicher auf Schmerzsignale reagiert und sich weniger gut regulieren kann.

In vielen Fällen werden psychosomatische Beschwerden als organische Erkrankungen fehlinterpretiert, da die Symptome mit jenen von körperlichen Krankheiten übereinstimmen können. Menschen mit stressbedingten Beschwerden durchlaufen häufig eine Vielzahl medizinischer Untersuchungen, ohne dass eine eindeutige körperliche Ursache gefunden wird. Diese Unsicherheit kann den Stress weiter verstärken und zu einer zunehmenden Fokussierung auf die Symptome führen, wodurch sich der Leidensdruck erhöht.

Die bewusste Selbstbeobachtung spielt eine entscheidende Rolle bei der Unterscheidung zwischen psychosomatischen Beschwerden und organisch bedingten Erkrankungen. Die Dokumentation der Symptome über einen längeren Zeitraum, insbesondere in Zusammenhang mit belastenden Situationen oder emotionalen Veränderungen, kann helfen, Muster zu erkennen.

Menschen, die unter stressbedingten Beschwerden leiden, bemerken oft, dass ihre Symptome in bestimmten Situationen verstärkt auftreten oder sich nach Phasen der Entspannung bessern. Ein bewusster Umgang mit Stress, die Anwendung von Entspannungstechniken und eine gezielte Veränderung belastender Lebensgewohnheiten können helfen, das vegetative Nervensystem wieder ins Gleichgewicht zu bringen und stressbedingte Beschwerden zu lindern.

4.8.2. Angst

Angst und emotionale Anspannung können sich in vielfältiger Weise körperlich manifestieren und sind oft schwer von organischen Erkrankungen zu unterscheiden. Der Körper reagiert auf Angst als potenzielle Bedrohung, indem er eine Kaskade physiologischer Prozesse in Gang setzt, die ursprünglich dazu dienten, den Organismus in einer Gefahrensituation zu schützen. Diese Reaktionen werden durch das autonome Nervensystem gesteuert, insbesondere durch die Aktivierung des sympathischen Nervensystems, das den Körper auf Kampf oder Flucht vorbereitet. Dabei kommt es zu einer verstärkten Ausschüttung von Stresshormonen wie Adrenalin und Cortisol, die eine Vielzahl körperlicher Symptome hervorrufen können.

Herzklopfen ist eines der häufigsten Symptome, das mit Angstzuständen und emotionaler Anspannung einhergeht. Das Herz beginnt schneller zu schlagen, um mehr

Blut in die Muskulatur zu pumpen und so den Körper auf eine Flucht- oder Kampfreaktion vorzubereiten. Diese verstärkte Herzaktivität kann als unangenehmes Pochen, ein beschleunigter Herzschlag oder sogar als Herzstolpern empfunden werden. Menschen, die unter wiederkehrenden Angstepisoden leiden, erleben dieses Symptom häufig als beängstigend und interpretieren es möglicherweise als Anzeichen einer ernsthaften Herzerkrankung. Die Angst vor einer Herzkrankheit kann dann zu einem noch stärkeren Fokus auf das eigene Herz führen, wodurch sich die Symptome weiter verstärken und eine Spirale aus Besorgnis und körperlichen Reaktionen entsteht.

Atemnot und das Gefühl, nicht genug Luft zu bekommen, sind ebenfalls typische körperliche Reaktionen auf Angst. Die schnelle, flache Atmung, die in einer Stresssituation einsetzt, dient eigentlich dazu, den Körper mit mehr Sauerstoff zu versorgen. In Paniksituationen kann diese Hyperventilation jedoch dazu führen, dass das Verhältnis von Sauerstoff und Kohlendioxid im Blut aus dem Gleichgewicht gerät. Die Folge ist ein Gefühl der Beklemmung in der Brust, begleitet von Schwindel, Kribbeln in den Händen oder Taubheitsgefühlen. Diese Symptome können leicht mit einer ernsthaften Erkrankung der Lunge oder des Herzens verwechselt werden, insbesondere wenn die Betroffenen sich stark auf ihre Atmung konzentrieren und versuchen, bewusst mehr Luft zu holen, was das Ungleichgewicht weiter verstärken kann.

Brustenge ist ein weiteres häufiges Symptom, das bei Angstzuständen auftritt und häufig als Zeichen eines drohenden Herzinfarkts missverstanden wird. Die Anspannung der Muskulatur im Brustbereich, insbesondere des Zwerchfells und der Zwischenrippenmuskulatur, kann ein drückendes, beklemmendes Gefühl hervorrufen, das von vielen Menschen als alarmierend empfunden wird. Diese Verspannungen entstehen durch die unbewusste Dauerkontraktion der Muskeln, die durch die anhaltende Aktivierung des Stresssystems ausgelöst wird. Der dabei empfundene Schmerz kann bis in die Schultern, den Rücken oder den linken Arm ausstrahlen und dadurch den Eindruck erwecken, es handle sich um ein kardiales Problem.

Schwindel ist ebenfalls ein häufiges Symptom, das mit Angst und emotionaler Anspannung in Verbindung steht. Das Gehirn benötigt eine konstante Sauerstoff- und Blutzufuhr, um optimal zu funktionieren. Wenn jedoch die Atmung durch Hyperventilation verändert wird oder der Blutdruck in einer Stressreaktion schwankt, kann dies dazu führen, dass Betroffene das Gefühl haben, ihr Gleichgewicht zu verlieren oder dass sich ihre Umgebung plötzlich zu drehen scheint. Diese Art von Schwindel tritt häufig in Angstsituationen oder unter hohem emotionalem Druck auf und kann zu Unsicherheit und Vermeidungsverhalten führen, da Betroffene befürchten, in der Öffentlichkeit zusammenzubrechen oder die Kontrolle zu verlieren.

Neben diesen akuten körperlichen Reaktionen kann Angst auch langfristige psychosomatische Beschwerden hervorrufen, die sich in Form chronischer Muskelverspannungen, Kopfschmerzen, Verdauungsproblemen oder Schlafstörungen äußern. Das autonome Nervensystem bleibt in einem Zustand erhöhter Alarmbereitschaft, was dazu führen kann, dass der Körper nicht mehr richtig zwischen tatsächlichen Gefahren und harmlosen Reizen unterscheiden kann. Diese anhaltende Stressreaktion kann die Schmerzempfindlichkeit erhöhen, das Immunsystem schwächen und entzündliche Prozesse im Körper verstärken, was zu einer Vielzahl unklarer körperlicher Beschwerden führt.

Viele Menschen mit Angststörungen oder chronischer emotionaler Anspannung durchlaufen zahlreiche medizinische Untersuchungen, da ihre Symptome denen schwerwiegender organischer Erkrankungen ähneln. In vielen Fällen können jedoch keine strukturellen oder funktionellen Ursachen gefunden werden, was die Betroffenen verunsichert und ihre Besorgnis weiter verstärkt. Der Versuch, durch wiederholte medizinische Tests Sicherheit zu erlangen, führt oft zu einem verstärkten Fokus auf die Symptome, wodurch sich die körperlichen Beschwerden weiter manifestieren können.

Die bewusste Selbstbeobachtung kann dabei helfen, psychosomatische Beschwerden von ernsthaften Erkrankungen zu unterscheiden. Symptome, die sich in stressreichen Situationen verstärken und in entspannten Phasen nachlassen, weisen häufig auf eine psychosomatische Ursache hin. Beispielsweise kann die Beobachtung, ob Herzklopfen nur in bestimmten Situationen auftritt, ob Atemnot in Ruhephasen verschwindet oder ob sich Brustenge durch Ablenkung oder Entspannungsübungen verringert, wertvolle Hinweise auf den Einfluss psychischer Faktoren liefern. Ein weiterer wichtiger Aspekt ist die Reflexion über belastende Lebensereignisse, emotionale Konflikte oder anhaltende Stressoren, die möglicherweise mit den körperlichen Beschwerden in Verbindung stehen.

Angstbedingte Symptome sind real und oft stark ausgeprägt, auch wenn sie keine organische Ursache haben. Die Herausforderung der Selbstdiagnose besteht darin, eine realistische Einschätzung der eigenen Beschwerden vorzunehmen, ohne sie zu unterschätzen oder überzubewerten. Während viele körperliche Reaktionen auf Angst harmlos sind, können sie dennoch erheblich zur Beeinträchtigung der Lebensqualität beitragen und sollten ernst genommen werden. Eine gezielte Auseinandersetzung mit den eigenen emotionalen Reaktionen, die Anwendung von Entspannungstechniken, die bewusste Steuerung der Atmung und der Abbau von Stressoren können helfen, die körperlichen Symptome langfristig zu reduzieren. In Fällen, in denen Angstzustände und emotionale Anspannung dauerhaft bestehen oder das alltägliche Leben erheblich einschränken, kann eine professionelle psychologische oder medizinische Unterstützung sinnvoll sein, um langfristige Strategien zur Bewältigung zu entwickeln und das Gleichgewicht zwischen Körper und Geist wiederherzustellen.

4.8.3. Magen-Darm-Trakt

Der Magen-Darm-Trakt ist besonders empfindlich gegenüber psychischen Belastungen, da er in enger Verbindung mit dem zentralen Nervensystem steht und intensiv auf emotionale Reize reagiert. Das sogenannte Bauchhirn, ein komplexes Netzwerk aus Nervenzellen im Verdauungstrakt, reguliert nicht nur die Darmtätigkeit, sondern kommuniziert auch direkt mit dem Gehirn über die sogenannte Darm-Hirn-Achse. Diese enge Verbindung zwischen Verdauungssystem und Nervensystem erklärt, warum psychische Belastungen wie Angst, Stress oder innere Unruhe zu einer Vielzahl von Magen-Darm-Beschwerden führen können, selbst wenn keine organische Erkrankung vorliegt.

Die Auswirkungen von psychischen Faktoren auf den Magen-Darm-Trakt sind vielfältig und können sich in Form von Magenschmerzen, Übelkeit, Völlegefühl, Blähungen, Verstopfung oder Durchfall äußern. In Stresssituationen kommt es häufig zu einer veränderten Magen- und Darmbewegung, da das vegetative Nervensystem direkt in die Steuerung der Verdauung eingreift. Unter akuter psychischer Belastung kann die Aktivität des Magen-Darm-Trakts entweder verlangsamt oder beschleunigt werden, was zu Beschwerden wie verzögerter Magenentleerung, krampfartigen Schmerzen oder einer vermehrten Darmbewegung führt. Diese Reaktionen sind evolutionär bedingt, da der Körper in Stresssituationen seine Ressourcen auf überlebenswichtige Funktionen konzentriert und dabei die Verdauung entweder herunterreguliert oder auf eine schnellere Ausscheidung vorbereitet.

Magenbeschwerden sind eine der häufigsten körperlichen Manifestationen von psychischer Belastung. Menschen, die unter chronischem Stress oder Ängsten leiden, klagen oft über Magenschmerzen, Druckgefühle oder Übelkeit, die sich ohne erkennbaren organischen Grund verschlimmern oder immer wieder auftreten. Diese Beschwerden entstehen, weil Stresshormone wie Cortisol und Adrenalin die Produktion von Magensäure beeinflussen und die Schutzmechanismen der Magenschleimhaut schwächen können. In einigen Fällen kann eine erhöhte Säureproduktion die Entstehung einer Gastritis oder eines Magengeschwürs begünstigen, während eine verminderte Produktion zu Verdauungsproblemen und einer verzögerten Magenentleerung führen kann.

Übelkeit ist eine weitere häufige Begleiterscheinung von psychischer Anspannung. Viele Menschen erleben bei Angstzuständen oder starker Nervosität ein flaues Gefühl im Magen oder eine plötzliche Übelkeit, die ohne erkennbare körperliche Ursache auftritt. Diese Reaktion entsteht, weil das autonome Nervensystem die Magen-Darm-Tätigkeit beeinflusst und die Beweglichkeit des Magens verändern kann. In einigen Fällen führt dies zu einer verlangsamten Verdauung, wodurch sich der Magen unangenehm voll anfühlt, in anderen Fällen kann es zu einer übermäßigen Darmaktivität kommen, die sich in Form von plötzlichem Stuhldrang oder Durchfall äußert.

Durchfall ist eine weitere typische Stressreaktion, die durch die enge Verbindung zwischen Darm und Nervensystem erklärt werden kann. Wenn der Körper unter Anspannung steht, kann sich die Beweglichkeit des Darms erhöhen, wodurch der Stuhl schneller durch den Verdauungstrakt transportiert wird und nicht ausreichend Wasser entzogen werden kann. Dies führt zu einer weicheren oder flüssigen Stuhlkonsistenz, die häufig bei akuten Stresssituationen oder chronischer Angst auftritt. Besonders empfindliche Menschen reagieren bereits auf geringe psychische Belastungen mit einer vermehrten Darmtätigkeit, was die Lebensqualität erheblich beeinträchtigen kann.

Blähungen sind ebenfalls eine häufige Folge von Stress, da die Darmflora und die Produktion von Verdauungsgasen eng mit dem Nervensystem zusammenhängen. Stress kann die Darmbewegungen unregelmäßig machen und das Gleichgewicht der Bakterien im Darm beeinflussen, was zu einer vermehrten Gasbildung führt. Menschen, die unter chronischem Stress leiden, berichten häufig über ein Völlegefühl oder das Gefühl eines aufgeblähten Bauchs, auch wenn sie keine Veränderungen in ihrer Ernährung oder Essgewohnheiten vorgenommen haben.

Das Reizdarmsyndrom ist eines der bekanntesten Beispiele für die Wechselwirkungen zwischen Psyche und Verdauungstrakt. Viele Betroffene erleben eine

Überempfindlichkeit des Darms gegenüber bestimmten Nahrungsmitteln oder äußeren Faktoren, obwohl keine organische Ursache gefunden werden kann. Die Symptome, zu denen Bauchschmerzen, Durchfall, Verstopfung oder Blähungen gehören, treten häufig in stressreichen Phasen auf und bessern sich in entspannten Situationen. Die genauen Ursachen des Reizdarmsyndroms sind nicht vollständig geklärt, doch es wird angenommen, dass eine gestörte Kommunikation zwischen Darm und Gehirn sowie eine veränderte Schmerzverarbeitung im Nervensystem eine Rolle spielen. Psychischer Stress kann die Symptome verstärken, da das vegetative Nervensystem in einem übererregten Zustand bleibt und die Darmfunktion unregelmäßig steuert.

Die bewusste Selbstbeobachtung kann helfen, psychosomatische Verdauungsbeschwerden von organischen Erkrankungen zu unterscheiden. Symptome, die sich in stressreichen Situationen verschlimmern und in Phasen der Entspannung nachlassen, weisen häufig auf eine psychosomatische Ursache hin. Ein gezieltes Tagebuch über die Symptome und deren Zusammenhang mit psychischen Belastungen oder bestimmten äußeren Faktoren kann wertvolle Hinweise darauf liefern, ob die Beschwerden durch emotionale Anspannung verstärkt werden.

Die enge Verbindung zwischen Psyche und Verdauungssystem zeigt, dass körperliche Beschwerden nicht immer auf eine strukturelle Erkrankung zurückzuführen sind, sondern oft durch emotionale Prozesse beeinflusst werden. Die Herausforderung der Selbstdiagnose besteht darin, die eigenen Symptome realistisch zu bewerten und zwischen harmlosen stressbedingten Beschwerden und ernsthaften organischen Erkrankungen zu unterscheiden. Eine bewusste Reflexion über mögliche Auslöser, Entspannungstechniken zur Regulierung des Nervensystems und eine gezielte Stressbewältigung können dabei helfen, die Symptome zu lindern und das Gleichgewicht im Verdauungssystem wiederherzustellen. In Fällen, in denen die Beschwerden anhaltend sind oder mit anderen alarmierenden Symptomen einhergehen, kann eine medizinische Abklärung erforderlich sein, um mögliche organische Ursachen auszuschließen.

4.8.3. Schmerzen

Schmerzen ohne erkennbare organische Ursache sind ein häufiges Phänomen, das in vielen Fällen mit psychosomatischen Prozessen in Verbindung steht. Während Schmerzen oft als Warnsignal für eine körperliche Schädigung interpretiert werden, zeigen viele Betroffene anhaltende Beschwerden, obwohl keine strukturellen Veränderungen oder organischen Ursachen gefunden werden können. Der Körper und das Nervensystem stehen in ständiger Wechselwirkung mit psychischen Prozessen, wodurch emotionale Belastungen, unterdrückte Gefühle und chronischer Stress sich in Form von körperlichen Schmerzen manifestieren können. Diese Art von Schmerz ist keineswegs eingebildet, sondern entsteht durch eine veränderte Schmerzverarbeitung im Gehirn sowie durch anhaltende muskuläre Anspannung und eine gestörte Regulation des vegetativen Nervensystems.

Chronische Schmerzen, die ohne erkennbare körperliche Ursache auftreten, betreffen häufig den Rücken, den Nacken oder die Gelenke. Der Zusammenhang zwischen emotionalem Stress und muskulären Verspannungen ist gut erforscht und zeigt, dass psychische Belastungen die Muskelspannung unbewusst erhöhen können. In Stresssituationen aktiviert das autonome Nervensystem den Körper, um eine erhöhte Leistungsbereitschaft herzustellen. Dies führt zu einer unbewussten Anspannung der Muskulatur, insbesondere im Bereich des Nackens, der Schultern und des unteren Rückens. Wenn diese muskuläre Spannung über einen längeren Zeitraum bestehen bleibt, kann dies zu Schmerzen, Bewegungseinschränkungen und einer zunehmenden Sensibilisierung des Schmerzsystems führen.

Besonders Menschen, die unter chronischem Stress, emotionalen Konflikten oder unverarbeiteten Belastungen leiden, berichten häufig über langanhaltende oder wiederkehrende Schmerzen, die sich nicht durch eine eindeutige körperliche Ursache erklären lassen. Diese Schmerzen können durch Fehlhaltungen oder mangelnde Bewegung verstärkt werden, was die Betroffenen oft in einen Teufelskreis aus Schonhaltung und weiterer Muskelverhärtung führt. Rückenschmerzen, die scheinbar ohne erkennbaren Grund auftreten, sind ein klassisches Beispiel für psychosomatische Beschwerden. Betroffene erleben oft diffuse, wandernde Schmerzen, die sich bei körperlicher Untersuchung nicht eindeutig lokalisieren lassen und sich durch Stress oder emotionale Belastungen verstärken.

Nackenschmerzen und Spannungskopfschmerzen sind ebenfalls häufige Manifestationen psychosomatischer Prozesse. Eine dauerhafte Anspannung der Nackenmuskulatur, die durch Stress oder emotionale Belastungen ausgelöst wird, kann zu einem Gefühl der Steifheit, zu Druckgefühlen im Kopf oder zu ziehenden Schmerzen führen, die sich bis in die Schultern und Arme ausbreiten. Diese Symptome können von Schwindel, Ohrgeräuschen oder Sehstörungen begleitet werden, da die verspannten Muskeln die Durchblutung und die Nervenbahnen in der Halsregion beeinflussen können.

Gelenkschmerzen ohne entzündliche oder degenerative Ursache sind ebenfalls häufig mit psychosomatischen Prozessen verbunden. Viele Betroffene klagen über wandernde oder wechselnde Schmerzen in den Gelenken, die durch medizinische Tests nicht eindeutig erklärbar sind. Diese Beschwerden können durch eine unbewusste Muskelverspannung oder eine veränderte Schmerzwahrnehmung entstehen. Das Nervensystem von Menschen, die unter anhaltendem Stress stehen, reagiert oft empfindlicher auf Schmerzreize, sodass selbst geringe körperliche Belastungen oder Bewegungen als unangenehm oder schmerzhaft wahrgenommen werden.

Die Mechanismen hinter psychosomatischen Schmerzen sind eng mit der Funktionsweise des Nervensystems und der Verarbeitung von Stressreizen im Gehirn verknüpft. Chronische emotionale Belastungen führen dazu, dass das Gehirn in einem Zustand erhöhter Alarmbereitschaft bleibt. Dies hat zur Folge, dass Schmerzreize intensiver wahrgenommen werden und der Körper weniger in der Lage ist, diese Signale zu regulieren. Menschen mit langanhaltenden psychischen Belastungen entwickeln häufig eine erhöhte Sensitivität für Schmerzen, selbst wenn keine objektive körperliche Ursache vorliegt. Dieser Prozess wird als zentrale Sensibilisierung bezeichnet und führt dazu, dass Betroffene Schmerzen überproportional stark erleben, da das Nervensystem in einem übererregten Zustand verbleibt.

Viele Patienten mit psychosomatischen Schmerzen suchen lange nach einer eindeutigen körperlichen Ursache und durchlaufen zahlreiche medizinische Untersuchungen, die jedoch keine klare Diagnose liefern. Die Ungewissheit über die Ursache der Schmerzen kann zusätzlichen Stress auslösen, der die Symptome weiter verstärkt. In einigen Fällen entwickelt sich eine zunehmende Fixierung auf den Schmerz, wodurch sich das Schmerzempfinden weiter verstärkt und die Lebensqualität erheblich beeinträchtigt wird. Dieser Prozess kann dazu führen, dass Betroffene bestimmte Bewegungen vermeiden oder eine Schonhaltung einnehmen, wodurch sich die muskuläre Anspannung weiter erhöht.

Eine gezielte Selbstbeobachtung kann dabei helfen, den Zusammenhang zwischen psychischem Wohlbefinden und körperlichen Symptomen besser zu verstehen. Schmerzen, die sich in stressreichen Phasen verstärken und in entspannten Situationen nachlassen, sind häufig ein Hinweis darauf, dass emotionale Faktoren eine wesentliche Rolle spielen. Viele Betroffene bemerken, dass ihre Beschwerden nach stressreichen Arbeitstagen, in belastenden sozialen Situationen oder bei emotionalem Druck verstärkt auftreten. Auch der Einfluss von Schlafqualität, Ernährung und körperlicher Bewegung kann auf die Schmerzintensität wirken.

Die bewusste Auseinandersetzung mit möglichen emotionalen Belastungen, das Erlernen von Entspannungstechniken und die aktive Bewegung können helfen, psychosomatische Schmerzen zu lindern. Techniken wie progressive Muskelentspannung, Meditation oder Atemübungen können dazu beitragen, das vegetative Nervensystem zu regulieren und die muskuläre Anspannung zu reduzieren. Auch gezielte körperliche Aktivität, insbesondere sanfte Bewegungsformen wie Yoga, Schwimmen oder Spaziergänge, kann helfen, die Durchblutung zu verbessern und die Schmerzempfindlichkeit zu verringern.

Die Herausforderung der Selbstdiagnose besteht darin, die eigenen Schmerzen realistisch einzuschätzen, ohne sie zu dramatisieren oder zu ignorieren. Schmerzen, die keine organische Ursache haben, sind dennoch real und können erhebliche Auswirkungen auf das tägliche

Leben haben. Die bewusste Reflexion über emotionale Belastungen, Stressoren und unbewusste Anspannungen kann dabei helfen, den Schmerz besser zu verstehen und gezielt Maßnahmen zur Linderung zu ergreifen. In Fällen, in denen die Beschwerden über längere Zeit bestehen bleiben oder sich verschlimmern, kann eine medizinische oder psychologische Abklärung sinnvoll sein, um mögliche körperliche oder emotionale Ursachen gezielt zu behandeln.

Psychosomatische Beschwerden sind oftmals keineswegs eingebildet oder weniger real als organisch bedingte Erkrankungen. Die Wechselwirkungen zwischen Körper und Psyche sind tief in den biologischen Mechanismen des Menschen verankert und haben einen erheblichen Einfluss auf die Gesundheit.

5. Die Checkliste zur Selbstdiagnose

Eine strukturierte Selbstdiagnose erfordert eine sorgfältige und methodische Herangehensweise, um Symptome richtig zu erfassen, mögliche Ursachen zu bewerten und zwischen harmlosen Beschwerden und ernsthaften Erkrankungen zu unterscheiden. Die folgende Checkliste bietet eine systematische Anleitung, um gesundheitliche Veränderungen bewusst zu beobachten und eine fundierte Entscheidung über das weitere Vorgehen zu treffen.

a. Symptome genau erfassen

- Wann ist das Symptom zum ersten Mal aufgetreten? Gab es einen konkreten Auslöser oder eine Veränderung in der Umgebung, Ernährung oder Lebensweise?
- Wie oft tritt das Symptom auf? Ist es einmalig, wiederkehrend oder dauerhaft vorhanden?
- In welcher Intensität äußert sich das Symptom? Ist es leicht spürbar, mäßig ausgeprägt oder stark belastend?
- Hat das Symptom einen klar erkennbaren Verlauf? Verschlimmert es sich im Laufe der Zeit, bleibt es gleich oder tritt es nur in bestimmten Situationen auf?
- Gibt es begleitende Symptome, die in Verbindung mit dem Hauptsymptom stehen könnten?

b. **Zeitlicher Zusammenhang und Muster erkennen**

- Tritt das Symptom zu bestimmten Tageszeiten oder in speziellen Situationen auf, beispielsweise nach dem Essen, nach körperlicher Anstrengung oder in Ruhephasen?
- Verstärkt oder verbessert sich das Symptom in Abhängigkeit von äußeren Einflüssen wie Stress, Wetterveränderungen oder Nahrungsmitteln?
- Gibt es bereits in der Vergangenheit ähnliche Beschwerden? Sind sie von selbst verschwunden oder wurden sie behandelt?

c. **Einflussfaktoren identifizieren**

- Hat sich in letzter Zeit etwas an der Lebensweise verändert, beispielsweise Ernährung, Schlafverhalten, körperliche Aktivität oder berufliche Belastung?
- Bestehen bekannte Vorerkrankungen, die mit den Symptomen in Verbindung stehen könnten?
- Gibt es in der Familie eine Vorgeschichte ähnlicher Beschwerden oder bekannter Erkrankungen?
- Werden Medikamente, Nahrungsergänzungsmittel oder pflanzliche Präparate eingenommen, die möglicherweise Nebenwirkungen oder Wechselwirkungen verursachen könnten?

d. Bewertung der Dringlichkeit

- Handelt es sich um plötzlich auftretende, sehr starke oder sich rasch verschlechternde Symptome, die auf eine ernste Erkrankung hindeuten könnten?
- Liegt eine Beeinträchtigung wichtiger Körperfunktionen wie Atmung, Bewusstsein, Herz-Kreislauf-Funktion oder Bewegungsfähigkeit vor?
- Treten neurologische Warnzeichen wie Taubheitsgefühle, Lähmungen, Sehstörungen, Sprachprobleme oder Schwindel auf?
- Besteht anhaltendes hohes Fieber, ungewollter Gewichtsverlust oder eine ungewöhnliche Schwäche, die nicht durch Ruhe oder Schlaf verbessert wird?
- Hat sich das allgemeine Wohlbefinden über einen längeren Zeitraum spürbar verschlechtert, ohne dass eine offensichtliche Erklärung vorliegt?

e. Dokumentation zur besseren Einschätzung

- Werden Symptome regelmäßig schriftlich oder digital festgehalten, um Veränderungen über die Zeit hinweg zu beobachten?
- Gibt es Aufzeichnungen über mögliche Auslöser, Begleitsymptome oder Linderungsmaßnahmen, die Hinweise auf die Ursache liefern könnten?
- Werden Blutdruck, Blutzucker, Temperatur oder andere relevante Messwerte regelmäßig überprüft und dokumentiert?
- Gibt es Bildmaterial oder andere visuelle Dokumentationen von Hautveränderungen, Schwellungen oder anderen äußeren Auffälligkeiten?

f. **Informationsbeschaffung und kritische Reflexion**

- Wurden verlässliche und wissenschaftlich fundierte Informationsquellen genutzt, um mögliche Ursachen der Symptome besser einzuordnen?
- Wurde vermieden, sich ausschließlich auf Internetrecherchen oder nicht geprüfte Gesundheitsportale zu verlassen?
- Gibt es alternative Erklärungen für das Symptom, die ebenfalls in Betracht gezogen wurden, bevor eine vorläufige Schlussfolgerung getroffen wurde?

g. **Entscheidung über das weitere Vorgehen**

- Sind die Symptome eindeutig harmlos und verschwinden sie von selbst oder mit einfachen Maßnahmen wie Ruhe, ausreichender Flüssigkeitszufuhr oder einer Ernährungsumstellung?
- Besteht Unsicherheit über die Ursache der Beschwerden oder über mögliche gesundheitliche Risiken?
- Ist eine ärztliche Abklärung notwendig, um eine ernsthafte Erkrankung auszuschließen oder eine gezielte Behandlung einzuleiten?
- Liegt ein akuter Notfall vor, der sofortige medizinische Hilfe erfordert, beispielsweise plötzliche Atemnot, starke Brustschmerzen, neurologische Ausfälle oder schwere allergische Reaktionen?

Diese Checkliste kann helfen, die Selbstdiagnose systematisch und bewusst durchzuführen. Sie ersetzt keine medizinische Fachmeinung, sondern dient dazu,

Symptome besser zu verstehen, fundierte Entscheidungen über das eigene gesundheitliche Wohlbefinden zu treffen und gegebenenfalls rechtzeitig ärztlichen Rat einzuholen.

6. Strukturierte Anleitung zur korrekten Durchführung

Die korrekte Durchführung einer Selbstdiagnose erfordert eine strukturierte und bewusste Herangehensweise, um Symptome richtig zu erfassen, zu analysieren und angemessen zu interpretieren. Die Grundlage jeder fundierten Selbstdiagnose ist eine genaue Wahrnehmung der Symptome, die sich nicht allein auf das momentane Empfinden stützen sollte, sondern auch deren Verlauf, Intensität und mögliche Einflussfaktoren berücksichtigt.

Die erste Maßnahme besteht darin, das Symptom möglichst genau zu beschreiben. Dabei ist es wichtig, darauf zu achten, wann es erstmals aufgetreten ist, ob es plötzlich oder allmählich entstanden ist, ob es sich verstärkt oder abschwächt und ob es sich in bestimmten Situationen verändert. Erkenntnisse zeigen, dass viele Erkrankungen charakteristische Muster aufweisen, die durch eine bewusste Selbstbeobachtung erkennbar werden können. Das Auftreten von Beschwerden zu bestimmten Tageszeiten, unter Belastung oder in Ruhe kann wichtige Hinweise auf die zugrunde liegende Ursache liefern. Ebenso kann die Kombination verschiedener Symptome wertvolle Informationen darüber geben, ob eine isolierte Störung vorliegt oder ob das Symptom Teil eines umfassenderen Krankheitsprozesses ist.

Die systematische Beobachtung erfordert eine fortlaufende Dokumentation, um Veränderungen über einen längeren Zeitraum hinweg nachvollziehen zu können. Patienten, die ihre Symptome schriftlich oder digital festhalten, können häufig präzisere und objektivere Angaben über ihre Beschwerden machen. Die Dokumentation sollte nicht nur das Auftreten des Symptoms erfassen, sondern auch begleitende Faktoren wie Ernährung, Schlaf, Stresslevel, körperliche Aktivität und die Einnahme von Medikamenten berücksichtigen. Viele Symptome sind von äußeren Einflussfaktoren abhängig, sodass eine bewusste Reflexion über potenzielle Auslöser und verstärkende oder lindernde Bedingungen helfen kann, eine fundiertere Einschätzung vorzunehmen.

Die korrekte Selbstdiagnose erfordert zudem eine differenzierte Bewertung der Symptomstärke und der damit verbundenen Einschränkungen im Alltag. Menschen neigen dazu, Symptome entweder zu unterschätzen oder zu überbewerten, je nachdem, wie stark ihre Aufmerksamkeit darauf gerichtet ist. Eine realistische Einschätzung der Intensität kann durch eine bewusste Reflexion erleichtert werden, indem verglichen wird, ob das Symptom tatsächlich eine signifikante Beeinträchtigung verursacht oder ob es sich um eine vorübergehende Unannehmlichkeit handelt, die von selbst abklingen könnte. Die Dauer eines Symptoms ist ebenfalls ein entscheidender Faktor für dessen Bedeutung. Kurzfristige Beschwerden, die innerhalb weniger Tage von selbst verschwinden, sind in den meisten Fällen harmlos, während anhaltende oder sich verschlechternde Symptome eine genauere Untersuchung erfordern.

Die Einschätzung der Dringlichkeit eines Symptoms ist ein weiterer wesentlicher Bestandteil der Selbstdiagnose. Dazu gehören plötzliche und starke Schmerzen, neurologische Ausfälle, Bewusstseinsveränderungen, Atemnot oder starke Kreislaufbeschwerden. Symptome, die sich rasch verschlechtern oder in Kombination mit anderen alarmierenden Anzeichen auftreten, erfordern eine sofortige medizinische Abklärung. Die Selbstdiagnose sollte daher nicht nur zur Beruhigung oder zur Bestätigung einer bereits vermuteten Erkrankung genutzt werden, sondern als eine Möglichkeit, frühzeitig kritische Veränderungen zu erkennen und rechtzeitig ärztlichen Rat einzuholen.

Die korrekte Durchführung einer Selbstdiagnose setzt eine kritische Reflexion über die eigenen Wahrnehmungsmuster voraus. Menschen neigen dazu, nach Informationen zu suchen, die ihre bereits bestehende Vermutung bestätigen, während sie alternative Erklärungen eher ausblenden. Dies kann dazu führen, dass Symptome falsch interpretiert oder in einen unzutreffenden Zusammenhang gebracht werden. Eine differenzierte Betrachtung erfordert daher, verschiedene mögliche Ursachen in Betracht zu ziehen und nicht voreilig zu einer bestimmten Schlussfolgerung zu gelangen. Dies kann durch die Nutzung verlässlicher medizinischer Informationsquellen unterstützt werden, wobei darauf zu achten ist, dass die verwendeten Quellen auf wissenschaftlicher Evidenz basieren und nicht von subjektiven Meinungen oder Fehlinformationen beeinflusst sind.

6.2 Wichtige Fragen zur Selbstbewertung von Symptomen

Die Selbstbewertung von Symptomen erfordert eine strukturierte und bewusste Herangehensweise, um eine realistische Einschätzung der eigenen gesundheitlichen Situation vorzunehmen. Viele Symptome können sowohl harmlose als auch ernsthafte Ursachen haben Eine gezielte Fragestellung kann dabei helfen, Symptome genauer zu erfassen, Einflussfaktoren zu identifizieren und die Dringlichkeit einer möglichen medizinischen Abklärung zu bestimmen.

Eine der ersten Fragen, die bei der Selbstbewertung von Symptomen gestellt werden sollte, betrifft den Zeitpunkt des Auftretens. Die genaue Beobachtung, ob ein Symptom plötzlich oder allmählich entstanden ist, kann wertvolle Hinweise auf die zugrunde liegende Ursache liefern. Akute, stark ausgeprägte Beschwerden, die ohne erkennbare Ursache auftreten, weisen häufig auf ernsthafte Erkrankungen hin, während sich langsam entwickelnde Symptome eher mit chronischen oder funktionellen Störungen in Verbindung bringen lassen. Ebenso wichtig ist die Frage, ob es einen konkreten Auslöser für das Symptom gab oder ob es scheinbar ohne äußeren Einfluss aufgetreten ist.

Die nächste zentrale Frage bezieht sich auf die Häufigkeit und Dauer des Symptoms. Beschwerden, die nur gelegentlich auftreten, stehen oft mit bestimmten äußeren oder inneren Faktoren in Verbindung, während anhaltende oder sich verschlimmernde Symptome auf eine tiefere gesundheitliche Störung hindeuten können. Es ist daher entscheidend, sich zu fragen, ob das Symptom kontinuierlich vorhanden ist, in bestimmten Abständen wiederkehrt oder ob es in bestimmten Situationen verstärkt auftritt.

Ein weiterer wesentlicher Aspekt der Selbstbewertung betrifft die Intensität des Symptoms. Menschen neigen dazu, Schmerzen oder Unwohlsein subjektiv unterschiedlich wahrzunehmen, weshalb eine bewusste Reflexion über die tatsächliche Belastung durch das Symptom wichtig ist. Eine nützliche Frage in diesem Zusammenhang ist, ob das Symptom alltägliche Aktivitäten beeinträchtigt oder ob es nur eine vorübergehende Unannehmlichkeit darstellt. Die bewusste Differenzierung zwischen leichtem Unwohlsein, mittelstarken Beschwerden und stark einschränkenden Symptomen kann helfen, eine realistischere Einschätzung der gesundheitlichen Relevanz vorzunehmen.

Die Begleitsymptome spielen ebenfalls eine wesentliche Rolle bei der Selbstbewertung von Symptomen. Viele Erkrankungen sind durch eine Kombination verschiedener Symptome gekennzeichnet. Eine zentrale Frage ist daher, ob das Symptom isoliert auftritt oder ob es von weiteren Beschwerden begleitet wird, die möglicherweise auf eine gemeinsame Ursache hinweisen. Besonders wichtig ist die Beobachtung, ob begleitende Warnzeichen wie Fieber, Gewichtsverlust, neurologische Ausfälle oder Atemnot auftreten, die auf eine ernsthafte Erkrankung hinweisen können.

Ein weiterer wichtiger Aspekt der Selbstbewertung ist die Frage nach möglichen Einflussfaktoren. Viele Symptome werden durch äußere oder innere Faktoren verstärkt oder abgeschwächt. Es ist daher sinnvoll zu fragen, ob das Symptom unter bestimmten Bedingungen, wie nach dem Essen, bei körperlicher Belastung, in Stresssituationen oder in bestimmten Umweltbedingungen auftritt. Ebenso ist die Frage relevant, ob das Symptom auf bestimmte Maßnahmen, wie Ruhe, Bewegung, Flüssigkeitszufuhr oder medikamentöse Behandlung, reagiert. Die bewusste Beobachtung dieser Einflussfaktoren kann helfen, eine genauere Vorstellung davon zu bekommen, ob eine funktionelle Störung, eine organische Erkrankung oder eine äußere Belastung als Ursache infrage kommt.

Die Selbstbewertung von Symptomen sollte auch die persönliche gesundheitliche Vorgeschichte und mögliche Vorerkrankungen berücksichtigen. Bekannte chronische Erkrankungen, familiäre Vorbelastungen und frühere gesundheitliche Probleme geben wichtige Hinweise auf die Bedeutung neuer Symptome. Eine sinnvolle Frage in diesem Zusammenhang ist, ob es in der Vergangenheit ähnliche Beschwerden gab, wie diese verlaufen sind und ob sie bereits medizinisch abgeklärt wurden. Ebenso wichtig ist die Reflexion darüber, ob aktuell Medikamente, Nahrungsergänzungsmittel oder andere therapeutische Maßnahmen eingenommen werden, die möglicherweise Nebenwirkungen verursachen oder mit dem Symptom in Verbindung stehen könnten.

Die abschließende Frage in der Selbstbewertung betrifft die Dringlichkeit einer medizinischen Abklärung. Viele Menschen holen entweder zu früh oder zu spät ärztlichen Rat ein, da sie Schwierigkeiten haben, die Bedeutung ihrer Symptome realistisch einzuschätzen. Eine zentrale Überlegung sollte daher sein, ob das Symptom harmlos erscheint und sich möglicherweise von selbst bessert oder ob es Anzeichen für eine ernsthafte Erkrankung gibt, die eine medizinische Untersuchung erfordert. Eine bewusste Selbstbeobachtung, die Warnsignale ernst nimmt, aber gleichzeitig unnötige Besorgnis vermeidet, kann helfen, eine fundierte Entscheidung über das weitere Vorgehen zu treffen.

Eine strukturierte Selbstbewertung ist eine wertvolle Methode, um Symptome differenziert zu betrachten und eine realistischere Einschätzung der eigenen gesundheitlichen Situation vorzunehmen. Eine bewusste Reflexion über den Verlauf, die Intensität, die Begleitsymptome und mögliche Einflussfaktoren kann dazu beitragen, zwischen harmlosen und behandlungsbedürftigen Beschwerden zu unterscheiden. Die Herausforderung der Selbstdiagnose besteht darin, eine ausgewogene Sichtweise zu entwickeln, die sowohl eine kritische Eigenbeobachtung als auch die Notwendigkeit professioneller medizinischer Abklärung berücksichtigt.

6.3 Wie man die Schwere der Symptome realistisch einschätzt

Die realistische Einschätzung der Schwere von Symptomen ist eine zentrale Herausforderung bei der Selbstdiagnose, da die Wahrnehmung von Beschwerden stark von individuellen Faktoren beeinflusst wird. Eine systematische Herangehensweise kann helfen, Symptome differenzierter zu bewerten und eine fundierte Entscheidung darüber zu treffen, ob eine medizinische Abklärung erforderlich ist.

Ein wesentlicher Faktor bei der Beurteilung der Schwere von Symptomen ist die Intensität des empfundenen Unwohlseins oder Schmerzes. Menschen nehmen Schmerz oder andere Beschwerden sehr unterschiedlich wahr, abhängig von individuellen Schmerzschwellen, emotionalem Zustand und Aufmerksamkeit für das Symptom. Die bewusste Reflexion darüber, wie stark das Symptom tatsächlich die alltägliche Funktionsfähigkeit beeinträchtigt, kann helfen, eine realistischere Einschätzung vorzunehmen. Studien zeigen, dass Symptome, die normale Aktivitäten wie Gehen, Arbeiten oder Schlafen erheblich einschränken, eher auf eine ernsthafte Ursache hindeuten als Beschwerden, die zwar spürbar, aber nicht hinderlich sind.

Der Verlauf eines Symptoms ist ein weiterer wichtiger Indikator für dessen Schwere. Akute und plötzlich auftretende Beschwerden, insbesondere wenn sie sehr stark ausgeprägt sind, stellen ein höheres Risiko für eine ernsthafte Erkrankung dar als langsam zunehmende oder wechselnde Symptome. Viele harmlose Beschwerden bessern sich innerhalb weniger Stunden oder Tage von selbst, während sich ernsthafte Erkrankungen oft durch eine kontinuierliche Verschlechterung oder durch das Auftreten neuer Symptome bemerkbar machen.

Die Begleitsymptome spielen eine wesentliche Rolle bei der Einschätzung der Schwere einer Erkrankung. Symptome, die isoliert auftreten, sind häufig harmloser als Beschwerden, die mit zusätzlichen Warnsignalen einhergehen. Das gleichzeitige Auftreten von Fieber, Bewusstseinsveränderungen, Atemnot, Sehstörungen, Taubheitsgefühlen oder Lähmungen kann ein Hinweis auf eine ernsthafte Erkrankung sein und erfordert eine sofortige ärztliche Abklärung. Viele lebensbedrohliche Erkrankungen äußern sich durch eine Kombination mehrerer Symptome, weshalb es wichtig ist, nicht nur das Hauptsymptom, sondern auch mögliche Begleiterscheinungen zu beobachten und in die Bewertung einzubeziehen.

Die Reaktion des Symptoms auf äußere Faktoren kann ebenfalls Hinweise auf seine Schwere geben. Symptome, die unabhängig von äußeren Einflüssen bestehen bleiben oder sich unter allen Bedingungen verschlechtern, können hingegen auf eine ernsthafte Störung hinweisen.

Auch der Zeitpunkt des Auftretens kann eine Rolle spielen. Beschwerden, die ausschließlich in bestimmten Situationen auftreten, wie Sodbrennen nach dem Essen oder Rückenschmerzen nach langem Sitzen, lassen sich oft auf spezifische, nicht bedrohliche Ursachen zurückführen, während Symptome, die in völliger Ruhe oder im Schlaf auftreten, potenziell bedenklicher sind.

Die Dauer eines Symptoms ist ein weiterer wichtiger Faktor zur Einschätzung der Schwere. Viele akute Beschwerden, die durch Infektionen oder vorübergehende Belastungen verursacht werden, klingen innerhalb weniger Tage oder Wochen ab. Symptome, die über einen längeren Zeitraum bestehen oder sich langsam verstärken, können jedoch ein Zeichen für eine chronische Erkrankung sein. Insbesondere unklare Beschwerden, die über mehrere Wochen hinweg bestehen, müssen auch ohne dramatische Verschlechterung ärztlich abgeklärt werden, um eine zugrunde liegende Erkrankung auszuschließen.

Die persönliche Vorgeschichte und individuelle Risikofaktoren spielen ebenfalls eine wichtige Rolle bei der Einschätzung der Schwere von Symptomen. Menschen mit bekannten Vorerkrankungen, familiärer Vorbelastung oder bestehenden gesundheitlichen Einschränkungen haben ein höheres Risiko für bestimmte Erkrankungen, weshalb ihre Symptome anders bewertet werden sollten als die von gesunden Personen. Patienten mit chronischen Erkrankungen oder geschwächtem

Immunsystem sollten Symptome ernster nehmen, da sie ein erhöhtes Risiko für Komplikationen haben.

6.4 Wann eine ärztliche Untersuchung unumgänglich ist

Die Selbstdiagnose kann ein wertvolles Instrument sein, um Symptome zu beobachten, Muster zu erkennen und das eigene Wohlbefinden besser einzuschätzen. Die Selbstdiagnose kann ein wertvolles Instrument sein, um Symptome zu beobachten, Muster zu erkennen und das eigene Wohlbefinden besser einzuschätzen.

Es gibt jedoch klare Grenzen, innerhalb derer eine ärztliche Untersuchung unumgänglich ist. Während viele Beschwerden harmlos sind und von selbst wieder verschwinden, gibt es Symptome, die auf ernsthafte Erkrankungen hinweisen können und eine rasche medizinische Abklärung erfordern. Die Unterscheidung zwischen vorübergehenden Unannehmlichkeiten und potenziell gefährlichen Zuständen ist essenziell, um gesundheitliche Risiken frühzeitig zu erkennen und rechtzeitig die richtige Behandlung einzuleiten.

Plötzlich auftretende, starke Schmerzen sind ein Warnsignal des Körpers, das nicht ignoriert werden sollte. Akute, intensive Schmerzen, insbesondere im Brustbereich, im Kopf, im Bauch oder in den Gliedmaßen, weisen auf ernsthafte Erkrankungen wie einen Herzinfarkt, eine Hirnblutung, eine Blinddarmentzündung oder eine tiefe Venenthrombose hinweisen können. Schmerzen, die mit Luftnot, Schwäche, Bewusstseinsveränderungen oder Kreislaufproblemen einhergehen, erfordern eine sofortige ärztliche Untersuchung, da sie Anzeichen für eine akute Durchblutungsstörung oder einen lebensbedrohlichen Zustand sein können.

Neurologische Symptome wie plötzliche Taubheitsgefühle, Lähmungserscheinungen, Sehstörungen oder Sprachprobleme sind weitere Alarmsignale, die eine sofortige medizinische Abklärung notwendig machen. Solche Symptome können Hinweise auf eine akute Schädigung des Nervensystems sein, beispielsweise durch einen Schlaganfall, eine Hirnblutung oder eine schwere Infektion des zentralen Nervensystems.

Anhaltende oder fortschreitende Symptome, die sich über Tage oder Wochen verschlechtern, sind ein weiterer Grund für eine ärztliche Untersuchung. Viele chronische Erkrankungen beginnen schleichend und sich erst allmählich bemerkbar machen. Müdigkeit, ungewollter Gewichtsverlust, wiederkehrendes Fieber oder unerklärliche Schmerzen, die sich nicht durch einfache Maßnahmen lindern lassen, können auf schwerwiegende organische oder systemische Erkrankungen hinweisen.

Plötzliche Bewusstseinsveränderungen, starke Verwirrtheit, Ohnmachtsanfälle oder eine auffällige geistige Beeinträchtigung sind weitere Symptome, die sofort ärztlich untersucht werden sollten. Solche Beschwerden weisen auf schwere Kreislaufstörungen, neurologische Erkrankungen, Stoffwechselentgleisungen oder toxische Reaktionen hin. Ohnmachtsanfälle, die mit Herzrasen,

Brustschmerzen oder Atemnot einhergehen, deuten auf eine schwerwiegende Herz-Kreislauf-Störung hin, die unverzüglich behandelt werden muss.

Schwere Atemnot, die plötzlich auftritt oder sich im Ruhezustand verstärkt, ist ein weiteres Anzeichen für eine potenziell lebensbedrohliche Erkrankung. Akute Atemnot weisen auf Herz-Kreislauf-Erkrankungen, Lungenembolien, allergische Reaktionen oder schwere Infektionen wie eine Lungenentzündung hin. Atemnot, die von Keuchen, bläulicher Hautverfärbung oder Schwellungen im Gesicht begleitet wird, ist ein medizinischer Notfall, der sofort behandelt werden muss.

Anhaltende Verdauungsprobleme, die mit starken Schmerzen, Blut im Stuhl, Erbrechen oder ungewolltem Gewichtsverlust einhergehen, erfordern ebenfalls eine medizinische Abklärung. Anhaltende Beschwerden im Magen-Darm-Trakt sind Hinweise auf chronisch-entzündliche Erkrankungen, Infektionen oder sogar bösartige Veränderungen.

Ungewöhnliche Hautveränderungen, die nicht abheilen, sich vergrößern oder bluten, sind weitere Symptome, die ärztlich untersucht werden sollten. Auffällige Hautveränderungen sind Hinweise auf dermatologische Erkrankungen oder bösartige Tumore. Insbesondere asymmetrische, unregelmäßig begrenzte oder sich verändernde Hautläsionen deuten auf eine Hautkrebserkrankung hin, die frühzeitig diagnostiziert werden sollte.

Plötzliche allergische Reaktionen mit Schwellungen, Atemnot, Kreislaufproblemen oder Hautausschlägen sind ein medizinischer Notfall, der sofort behandelt werden muss. Eine anaphylaktische Reaktion kann innerhalb kurzer Zeit zu einem lebensbedrohlichen Kreislaufversagen führen.

Eine ärztliche Untersuchung ist ganz allgemein unumgänglich, wenn Symptome plötzlich auftreten, stark ausgeprägt sind, sich verschlechtern oder mit weiteren Warnsignalen einhergehen. Die Herausforderung der Selbstdiagnose besteht darin, die eigenen Symptome realistisch einzuschätzen, rechtzeitig eine ärztliche Untersuchung in Anspruch zu nehmen und somit eine fundierte Entscheidung über das weitere Vorgehen zu treffen.

7. Die richtige Nutzung medizinischer Informationen

7.1 Wie man seriöse Gesundheitsinformationen von Fehlinformationen unterscheidet

Die Nutzung medizinischer Informationen setzt eine fundierte Bewertung der Quellen voraus, um zwischen seriösen Gesundheitsinformationen und Fehlinformationen unterscheiden zu können. In einer Zeit, in der das Internet als primäre Informationsquelle für medizinische Fragen genutzt wird, steigt das Risiko, auf unzuverlässige oder sogar gefährliche Fehlinformationen zu stoßen. Besonders für Patienten, die eine Selbstdiagnose anstreben, ist es essenziell, die Herkunft und Vertrauenswürdigkeit von Gesundheitsinformationen kritisch zu hinterfragen.

Die erste Voraussetzung für die Bewertung einer medizinischen Quelle ist die Identifikation des Herausgebers oder Autors der Information. Wissenschaftliche und medizinische Institutionen, Universitäten, Krankenhäuser oder anerkannte Fachzeitschriften bieten in der Regel fundierte und überprüfte Informationen. Dagegen sind persönliche Blogs, Foren oder soziale Medien oft Quellen für subjektive und nicht überprüfte Behauptungen. Auch wenn persönliche Erfahrungsberichte für viele Menschen von Interesse sind, ersetzen sie keine wissenschaftliche Evidenz.

Ein weiteres wichtiges Kriterium ist die Überprüfung der angegebenen Referenzen und Quellen. Hochwertige medizinische Informationen stützen sich auf klinische Studien, Metaanalysen oder wissenschaftlich überprüfte Artikel. Fehlende oder ungenaue Quellenangaben sind ein starkes Indiz für eine mangelnde Vertrauenswürdigkeit. Zudem sollte geprüft werden, ob die präsentierten Informationen mit aktuellen wissenschaftlichen Erkenntnissen übereinstimmen. Da sich der medizinische Wissensstand kontinuierlich weiterentwickelt, sind ältere Artikel oder Studien unter Umständen nicht mehr aktuell oder durch neuere Forschungen widerlegt worden.

Die Sprache und die Darstellung der Information spielen ebenfalls eine entscheidende Rolle. Seriöse medizinische Artikel zeichnen sich durch eine sachliche, neutrale und faktenbasierte Darstellung aus. Sensationalistische Überschriften, die Heilversprechen ohne wissenschaftliche Grundlage machen oder Angst schüren, sind oft Kennzeichen unseriöser Informationsquellen. Besondere Skepsis ist bei Inhalten geboten, die alternative oder angeblich revolutionäre Behandlungsmethoden ohne wissenschaftlichen Nachweis bewerben.

Die Überprüfung der finanziellen Interessen hinter einer medizinischen Information ist ein weiteres wesentliches Element. Viele kommerzielle Anbieter nutzen medizinische Themen, um bestimmte Produkte oder Dienstleistungen zu bewerben. Werbung und kommerzielle Interessen können die Neutralität einer Information erheblich beeinflussen. Patienten sollten daher kritisch hinterfragen, ob eine Informationsquelle unabhängig ist oder möglicherweise wirtschaftliche Interessen verfolgt.

Ein wichtiger Indikator für die Seriosität einer medizinischen Information ist die Möglichkeit zur Überprüfung durch Fachleute. Medizinische Fachgesellschaften und staatliche Gesundheitsbehörden stellen geprüfte Informationen bereit, die von Experten auf ihre Richtigkeit überprüft wurden. Auch Websites mit Zertifizierungen oder Qualitätssiegeln von medizinischen Fachorganisationen bieten eine höhere Vertrauenswürdigkeit als anonyme oder nicht überprüfbare Inhalte.

Schließlich ist es von großer Bedeutung, verschiedene Quellen miteinander zu vergleichen. Eine einzelne Informationsquelle sollte niemals als alleiniges Entscheidungskriterium für eine medizinische Selbstdiagnose dienen. Indem Patienten verschiedene, voneinander unabhängige und wissenschaftlich fundierte Quellen heranziehen, können sie ein objektiveres und umfassenderes Bild gewinnen.

Die Fähigkeit, seriöse Gesundheitsinformationen von Fehlinformationen zu unterscheiden, erfordert kritisches Denken und die Berücksichtigung mehrerer Faktoren. Die Quelle der Information, die wissenschaftliche Fundierung, die Sprache und Darstellung, mögliche wirtschaftliche Interessen sowie die Möglichkeit zur Überprüfung durch Experten sind essenzielle Kriterien. Gerade im Bereich der Selbstdiagnose ist es entscheidend, sich auf fundierte und vertrauenswürdige

Informationen zu stützen, um Fehleinschätzungen zu vermeiden und eine fundierte Grundlage für weitere medizinische Entscheidungen zu schaffen.

7.2 Die Rolle von Internetrecherche, medizinischen Apps und Online-Symptomcheckern

Die fortschreitende Digitalisierung hat dazu geführt, dass Patienten zunehmend auf digitale Hilfsmittel zurückgreifen, um sich über gesundheitliche Beschwerden zu informieren und mögliche Diagnosen eigenständig zu stellen. Die Verfügbarkeit von medizinischen Informationsquellen im Internet, die Entwicklung von Gesundheitsanwendungen für mobile Endgeräte sowie die Verbreitung von Online-Symptomcheckern haben das Verhalten vieler Menschen im Umgang mit ihrer Gesundheit grundlegend verändert. Diese digitalen Werkzeuge ermöglichen eine niederschwellige Informationsbeschaffung, sind jederzeit abrufbar und versprechen eine schnelle Einschätzung gesundheitlicher Beschwerden, ohne dass ein direkter Kontakt zu medizinischem Fachpersonal erforderlich ist.

Das Internet bietet eine nahezu unbegrenzte Menge an Informationen zu medizinischen Themen. Wissenschaftliche Artikel, Fachforen, Blogs, Erfahrungsberichte und Online-Datenbanken ermöglichen es Nutzern, sich tiefgehend mit Symptomen, Krankheitsbildern und Behandlungsmöglichkeiten auseinanderzusetzen. Die Qualität und Verlässlichkeit dieser Informationen ist jedoch stark variabel. Während renommierte medizinische Plattformen und staatliche Gesundheitsbehörden fundierte und evidenzbasierte Inhalte bereitstellen, gibt es auch zahlreiche unseriöse Quellen, die Fehlinformationen oder unzureichend geprüfte Inhalte verbreiten. Die Herausforderung für Patienten besteht darin, zwischen verlässlichen und irreführenden Informationen zu unterscheiden, was ohne medizinische Fachkenntnisse oft schwierig ist.

Medizinische Anwendungen für Smartphones und Tablets sind zunehmend darauf ausgelegt, Nutzern eine erste Orientierung bei gesundheitlichen Beschwerden zu ermöglichen. Diese Apps nutzen Algorithmen, um Symptome mit bekannten Krankheitsbildern abzugleichen und den Nutzern Empfehlungen zu geben, ob ein Arztbesuch erforderlich ist oder nicht. Einige dieser Anwendungen bieten zusätzlich Funktionen wie die Dokumentation von Symptomen über einen längeren Zeitraum, die Analyse individueller Gesundheitsdaten oder die Erinnerung an die Einnahme von Medikamenten. Besonders fortschrittliche Anwendungen integrieren Künstliche Intelligenz, um personalisierte Vorschläge zu machen und Muster in den Gesundheitsdaten der Nutzer zu erkennen. Die Zuverlässigkeit dieser Programme hängt jedoch stark von der zugrunde liegenden Datenbasis, den verwendeten Algorithmen und der kontinuierlichen Aktualisierung der medizinischen Informationen ab. Während einige Apps durch wissenschaftliche Studien validiert wurden, gibt es auch eine

Vielzahl von Anwendungen mit fragwürdiger Qualität und unklarer Datengrundlage.

Online-Symptomchecker sind spezielle Programme, die es ermöglichen, Symptome einzugeben und eine mögliche Ursache zu ermitteln. Sie basieren auf Algorithmen, die medizinisches Wissen in einer strukturierten Form abrufen und anhand von Wahrscheinlichkeiten mögliche Diagnosen vorschlagen. Die Nutzung solcher Systeme ist besonders bei Menschen verbreitet, die sich vor einem Arztbesuch informieren oder diesen möglicherweise sogar vermeiden möchten. Die Hauptproblematik dieser Programme liegt in der eingeschränkten Genauigkeit und der oft fehlenden Berücksichtigung individueller Faktoren, die für eine differenzierte Diagnose von Bedeutung sind. Symptome können vielfältige Ursachen haben, und ohne eine ärztliche Untersuchung oder weiterführende diagnostische Maßnahmen ist es nicht möglich, mit Sicherheit eine verlässliche Diagnose zu stellen. Zudem besteht das Risiko, dass Nutzer durch die erhaltenen Informationen verunsichert werden oder eine falsche Selbstdiagnose stellen, was zu unangemessenen Reaktionen oder Verzögerungen in der medizinischen Versorgung führen kann.

Die Digitalisierung hat unbestreitbar dazu beigetragen, dass medizinisches Wissen einer breiten Bevölkerung zugänglich gemacht wird. Dies kann dazu führen, dass Patienten informierter in ein Arztgespräch gehen, gezieltere Fragen stellen und bewusster mit ihrer Gesundheit umgehen. Gleichzeitig birgt die eigenständige

Nutzung digitaler Diagnosewerkzeuge die Gefahr, dass Fehlinformationen zu einer Fehleinschätzung des eigenen Gesundheitszustandes führen. Die Herausforderung besteht darin, digitale Angebote so weiterzuentwickeln, dass sie eine verlässliche Unterstützung bieten, ohne dass die Notwendigkeit einer ärztlichen Untersuchung unterschätzt wird. Die künftige Entwicklung medizinischer Technologien und die Integration Künstlicher Intelligenz könnten dazu beitragen, die Genauigkeit solcher Systeme zu verbessern und Patienten eine fundiertere Entscheidungsgrundlage zu bieten. Dennoch bleibt es entscheidend, dass medizinische Fachkräfte weiterhin eine zentrale Rolle in der Diagnose und Behandlung von Krankheiten übernehmen, um eine adäquate Gesundheitsversorgung sicherzustellen.

7.3 Warum Erfahrungsberichte und Laienmeinungen oft irreführend sind

Erfahrungsberichte und Laienmeinungen werden in der heutigen Zeit zunehmend als wertvolle Informationsquelle betrachtet, insbesondere wenn es um gesundheitliche Fragen und medizinische Diagnosen geht. Das Internet bietet eine Vielzahl von Plattformen, auf denen Menschen ihre persönlichen Erlebnisse schildern, über ihre Symptome berichten und ihre individuellen Erfahrungen mit bestimmten Erkrankungen und Behandlungen teilen. Während solche Berichte für viele Betroffene

Trost spenden und eine Orientierungshilfe darstellen können, sind sie häufig mit erheblichen Problemen behaftet, die zu irreführenden Schlussfolgerungen führen und den Prozess der fachmännischen Selbstdiagnose erheblich erschweren können.

Ein zentrales Problem besteht darin, dass Erfahrungsberichte in der Regel subjektiv sind und von individuellen Wahrnehmungen geprägt werden. Jeder Mensch empfindet Symptome unterschiedlich stark und beschreibt sie auf eine Weise, die durch persönliche Empfindungen, individuelle Schmerzschwellen und die eigene Lebensgeschichte beeinflusst wird. Dies kann dazu führen, dass eine harmlose Beschwerde als schwerwiegend empfunden wird oder umgekehrt eine ernsthafte Erkrankung unterschätzt wird. Hinzu kommt, dass die menschliche Erinnerung fehleranfällig ist. Menschen neigen dazu, Ereignisse nachträglich zu verändern, bestimmte Details zu überbetonen oder andere völlig auszublenden. Dadurch entstehen Verzerrungen, die die Objektivität der Berichte stark beeinträchtigen können.

Ein weiteres großes Problem besteht darin, dass Erfahrungsberichte häufig auf unzureichendem medizinischen Wissen basieren. Selbst wenn sich eine Person intensiv mit einer bestimmten Erkrankung auseinandersetzt, fehlen ihr in der Regel die erforderlichen Kenntnisse, um eine fundierte und differenzierte Beurteilung vorzunehmen. Medizinische Diagnosen erfordern eine umfassende Analyse, die nicht nur auf der eigenen Erfahrung beruht, sondern auch eine genaue Kenntnis der physiologischen, biochemischen und pathologischen Zusammenhänge voraussetzt. Laien übersehen häufig wichtige Differenzialdiagnosen, verwechseln Symptome und ziehen voreilige Schlüsse, die nicht selten zu falschen Annahmen führen.

Zusätzlich verstärkt sich die Problematik dadurch, dass Menschen dazu neigen, sich vor allem an außergewöhnlichen oder besonders drastischen Berichten zu orientieren. In Online-Foren, sozialen Netzwerken und Erfahrungsplattformen erhalten solche Berichte oft besonders viel Aufmerksamkeit, weil sie emotional aufgeladen sind und starke Reaktionen hervorrufen. Dies führt dazu, dass Einzelfälle, die möglicherweise gar nicht repräsentativ sind, eine überproportionale Bedeutung erhalten. Infolgedessen entsteht ein verzerrtes Bild von bestimmten Erkrankungen oder Behandlungsmethoden, das sich nicht mit der tatsächlichen medizinischen Realität deckt. Menschen, die sich bei der Selbstdiagnose auf solche Berichte stützen, laufen Gefahr, sich von den spektakulärsten oder erschreckendsten Erzählungen beeinflussen zu lassen, anstatt eine sachliche und differenzierte Betrachtung vorzunehmen.

Hinzu kommt, dass Laienmeinungen in vielen Fällen durch Fehlinformationen und Missverständnisse geprägt sind. In medizinischen Laienforen kursieren häufig ungenaue oder sogar falsche Informationen, die von anderen Nutzern unkritisch übernommen und weiterverbreitet werden. Falschinterpretationen von medizinischen Studien, Halbwahrheiten über die Wirkungsweise bestimmter Medikamente oder Therapien und die Verbreitung von Mythen über bestimmte Erkrankungen tragen dazu bei, dass Fehlinformationen sich rasant verbreiten. Wer sich auf solche fehlerhaften oder unvollständigen Informationen verlässt, kann leicht zu falschen Schlussfolgerungen kommen und sich dadurch in seiner Selbstdiagnose erheblich irren.

Ein weiterer wesentlicher Aspekt ist die Tatsache, dass Erfahrungsberichte in der Regel nicht systematisch erfasst werden und daher keine verlässlichen wissenschaftlichen Daten liefern. Während medizinische Studien strengen methodischen Kriterien unterliegen, um Verzerrungen zu minimieren und belastbare Aussagen zu ermöglichen, sind Erfahrungsberichte weder standardisiert noch überprüfbar. Sie unterliegen keiner systematischen Datenerhebung, keiner Kontrolle durch unabhängige Experten und keiner wissenschaftlichen Analyse. Dies bedeutet, dass sie keine belastbare Grundlage für diagnostische oder therapeutische Entscheidungen darstellen und mit äußerster Vorsicht betrachtet werden sollten.

Ein bedeutendes Risiko besteht zudem darin, dass die Lektüre von Erfahrungsberichten Ängste schüren oder falsche Hoffnungen wecken kann. Menschen, die sich mit bestimmten Symptomen konfrontiert sehen und nach Informationen suchen, sind häufig in einer emotional vulnerablen Situation. Sie sind besonders empfänglich für dramatische Schilderungen und können sich leicht von diesen beeinflussen lassen. Das kann dazu führen, dass Betroffene unnötige Sorgen entwickeln, sich eine schwere Erkrankung einreden oder umgekehrt eine notwendige ärztliche Abklärung hinauszögern, weil sie sich von einer positiven Erfahrung eines anderen Nutzers in falscher Sicherheit wiegen lassen. In beiden Fällen kann dies zu gravierenden gesundheitlichen Folgen führen.

7.4 Die besten wissenschaftlichen Quellen für fundierte Gesundheitsinformationen

Die wissenschaftlichen Quellen, die für eine fundierte Untersuchung der fachmännischen Selbstdiagnose von Krankheiten durch Patienten herangezogen werden sollten, lassen sich in verschiedene Kategorien einteilen, die jeweils unterschiedliche Perspektiven auf das Thema bieten.

Die wichtigste Grundlage für fundierte Gesundheitsinformationen sind hochrangige medizinische Fachzeitschriften, die auf einer strengen Peer-Review-Basis arbeiten und Studien veröffentlichen, die methodisch valide und wissenschaftlich anerkannt sind. Besonders relevant sind internationale Publikationen, die sich auf klinische Diagnostik, evidenzbasierte Medizin und Patientenverhalten konzentrieren, da sie ein breites Spektrum an wissenschaftlich fundierten Erkenntnissen enthalten. Wissenschaftliche Datenbanken wie die weltweit anerkannte medizinische Publikationsplattform, die von verschiedenen akademischen Einrichtungen und

Regierungsorganisationen betrieben wird, bietet eine Fülle an hochwertigen Studien zu Diagnosestellungen, Entscheidungsprozessen von Patienten und der Genauigkeit von Selbstdiagnosen im Vergleich zu ärztlichen Befunden.

Neben den klassischen medizinischen Fachzeitschriften gibt es wissenschaftliche Organisationen, die regelmäßig Berichte und Meta-Analysen zu verschiedenen Aspekten der medizinischen Diagnostik und Patientenautonomie veröffentlichen. Dazu gehören universitäre Forschungseinrichtungen, die sich mit Entscheidungsprozessen im Gesundheitswesen befassen, sowie Institute, die sich speziell mit der Bewertung von Gesundheitsinformationen aus der Sicht von Patienten und Laien beschäftigen. Solche Organisationen untersuchen, inwieweit Patienten dazu in der Lage sind, Symptome richtig zu interpretieren und geeignete Maßnahmen zu ergreifen. Dabei wird auch analysiert, welche Rolle digitale Gesundheitsquellen und Technologien spielen, wenn Patienten versuchen, eine vorläufige Diagnose für ihre Beschwerden zu stellen.

Ein weiterer wesentlicher Bereich der wissenschaftlichen Forschung sind epidemiologische Studien, die sich mit der Häufigkeit und Verteilung von Krankheiten innerhalb bestimmter Bevölkerungsgruppen beschäftigen. Diese Studien sind besonders relevant, da sie zeigen, welche Symptome häufiger auftreten und wie wahrscheinlich es ist, dass Patienten mit bestimmten Beschwerden an einer bestimmten Erkrankung leiden.

Hierdurch wird eine Grundlage für diagnostische Wahrscheinlichkeiten geschaffen, die wiederum die Einschätzung der eigenen gesundheitlichen Situation beeinflussen können. Epidemiologische Forschung liefert also wichtige Referenzwerte für Patienten, die eine Selbstdiagnose stellen, indem sie die typischen Muster von Krankheiten beschreiben und damit die Entscheidungsfindung beeinflussen.

Ein weiteres zentrales Forschungsfeld betrifft die psychologische und kognitive Dimension der Selbstdiagnose. Wissenschaftliche Arbeiten aus den Bereichen der Gesundheitspsychologie, Verhaltensökonomie und kognitiven Neurowissenschaften beschäftigen sich mit der Art und Weise, wie Menschen Informationen verarbeiten, wenn sie versuchen, eine Erkrankung bei sich selbst zu erkennen. Diese Forschung zeigt, dass viele Patienten dazu neigen, entweder Symptome zu unterschätzen oder überzuinterpretieren, je nachdem, welche psychologischen Mechanismen ihre Entscheidungsfindung beeinflussen. Besonders relevant sind Untersuchungen, die sich mit der Wahrnehmung von Unsicherheiten in der Diagnosestellung befassen und zeigen, wie Menschen mit widersprüchlichen Informationen umgehen. Solche Erkenntnisse sind essenziell, um die Qualität und Zuverlässigkeit von Selbstdiagnosen aus psychologischer Sicht einzuordnen.

Die Rolle digitaler Gesundheitsplattformen hat in den letzten Jahren zunehmend an Bedeutung gewonnen. Viele Patienten nutzen inzwischen Internetquellen, um ihre Symptome einzuordnen und mögliche Diagnosen zu recherchieren. Wissenschaftliche Analysen dieser Plattformen zeigen, dass ihre Qualität und Zuverlässigkeit stark variieren. Es gibt anerkannte digitale Gesundheitsportale, die von medizinischen Fachgesellschaften betrieben werden und evidenzbasierte Informationen liefern. Allerdings existieren auch zahlreiche unseriöse Quellen, die Fehlinformationen verbreiten und Patienten zu falschen Schlüssen verleiten können. Wissenschaftliche Studien haben gezeigt, dass selbst hochwertige digitale Diagnosetools nicht immer mit der Genauigkeit ärztlicher Diagnosen mithalten können, was darauf hinweist, dass eine fundierte Selbstdiagnose auf eine Kombination aus mehreren validen Quellen gestützt werden sollte.

Ein entscheidender Aspekt, der in wissenschaftlichen Studien häufig untersucht wird, ist die Vergleichbarkeit von Selbstdiagnosen mit ärztlichen Diagnosen. Hierzu gibt es zahlreiche Untersuchungen, die analysieren, wie gut Patienten ihre eigenen Symptome interpretieren und mit welcher Trefferquote sie eine korrekte Diagnose stellen. Diese Studien zeigen, dass es in bestimmten Bereichen der Medizin eine hohe Übereinstimmung gibt, während in anderen Bereichen die Fehlerrate signifikant höher ist. Insbesondere bei komplexen oder mehrdeutigen Symptomen zeigt sich, dass Patienten oft Schwierigkeiten haben, die richtige Erkrankung zu identifizieren. Studien, die sich mit der diagnostischen Genauigkeit von Laien im Vergleich zu Ärzten befassen, liefern wichtige Hinweise darauf, welche Faktoren die Selbstdiagnose begünstigen oder erschweren.

Ein weiterer Forschungszweig befasst sich mit der medizinischen Entscheidungsfindung im Kontext der Gesundheitskompetenz. Wissenschaftliche Untersuchungen zeigen, dass die Fähigkeit, medizinische Informationen zu verstehen und richtig zu interpretieren, einen erheblichen Einfluss darauf hat, wie erfolgreich eine Selbstdiagnose sein kann. Patienten mit einer höheren Gesundheitskompetenz sind eher in der Lage, valide Informationen aus wissenschaftlichen Quellen zu nutzen und ihre eigene gesundheitliche Situation realistisch einzuschätzen. Gleichzeitig gibt es Studien, die zeigen, dass viele Menschen Schwierigkeiten haben, zwischen zuverlässigen und unseriösen Gesundheitsinformationen zu unterscheiden. Dies führt dazu, dass Fehlinformationen eine erhebliche Rolle bei der Selbstdiagnose spielen und potenziell gesundheitsschädliche Entscheidungen begünstigen können.

Wissenschaftliche Erkenntnisse zur Selbstdiagnose werden auch im Rahmen von großen Gesundheitsstudien erhoben, die sich mit den Auswirkungen von Patientenentscheidungen auf die öffentliche Gesundheit befassen. Solche Studien untersuchen, inwieweit Patienten, die ihre eigene Diagnose stellen, eher dazu neigen, sich selbst zu behandeln oder medizinische Hilfe in Anspruch zu nehmen. Diese Forschung ist entscheidend, um zu verstehen, ob Selbstdiagnosen dazu beitragen, die Gesundheitsversorgung effizienter zu gestalten oder ob sie eher zu einer Verzögerung der ärztlichen Behandlung führen. Die Ergebnisse dieser Studien haben bedeutende Implikationen für das Gesundheitswesen und zeigen, welche Maßnahmen ergriffen werden müssen, um die Qualität der Selbstdiagnose zu verbessern.

Ein weiterer wissenschaftlicher Bereich, der für die Untersuchung der fachmännischen Selbstdiagnose von Krankheiten durch Patienten relevant ist, bezieht sich auf technologische Innovationen und deren Auswirkungen auf die Diagnosestellung. Künstliche Intelligenz und maschinelles Lernen spielen eine zunehmend wichtige Rolle in der medizinischen Diagnostik und bieten das Potenzial, die Genauigkeit von Selbstdiagnosen erheblich zu verbessern. Wissenschaftliche Untersuchungen haben gezeigt, dass einige auf künstlicher Intelligenz basierende Diagnosesysteme in bestimmten Bereichen bereits mit Ärzten konkurrieren können. Dies eröffnet neue Möglichkeiten für Patienten, valide Diagnosen zu erhalten, ohne zwingend einen Arzt aufsuchen zu müssen. Allerdings weisen wissenschaftliche Analysen darauf hin, dass die Qualität dieser Systeme stark von der Art der zugrunde liegenden Daten und Algorithmen abhängt, sodass weiterhin eine sorgfältige Bewertung ihrer Zuverlässigkeit erforderlich ist.

Die wissenschaftliche Forschung zur Selbstdiagnose ist ein interdisziplinäres Feld, das Erkenntnisse aus der Medizin, Psychologie, Informatik, Gesundheitsökonomie und Verhaltensforschung miteinander verbindet. Die besten wissenschaftlichen Quellen für fundierte

Gesundheitsinformationen stammen daher aus einer Vielzahl von Disziplinen und umfassen medizinische Fachzeitschriften, epidemiologische Studien, psychologische Analysen, technologische Bewertungen und gesundheitsökonomische Untersuchungen. Eine umfassende Untersuchung der fachmännischen Selbstdiagnose durch Patienten muss daher auf eine breite Basis wissenschaftlicher Erkenntnisse zurückgreifen, um ein realistisches und fundiertes Bild dieses komplexen Themas zu vermitteln.

8. Selbstdiagnose und Arztbesuch

Die Selbstdiagnose ermöglicht es Patienten, ihre Symptome systematisch zu beobachten und erste Einschätzungen vorzunehmen. Eine fundierte Selbstdiagnose erfordert die Nutzung verlässlicher medizinischer Quellen und eine kritische Bewertung der eigenen Wahrnehmung. Eine strukturierte Symptomdokumentation kann die Genauigkeit der Selbstdiagnose verbessern. Digitale Gesundheitsplattformen bieten Unterstützung, ersetzen jedoch nicht die ärztliche Beurteilung.

Der Übergang von der Selbstdiagnose zum Arztbesuch erfordert eine bewusste Entscheidung. Eine gut vorbereitete Patientenrolle verbessert die Qualität der medizinischen Versorgung. Die Dokumentation der Symptome, die Berücksichtigung der Krankengeschichte und die gezielte Formulierung von Fragen erleichtern die ärztliche Diagnosestellung. Patienten, die aktiv am Gespräch teilnehmen, verstehen ihre Erkrankung besser und treffen fundiertere Gesundheitsentscheidungen.

Nach dem Arztbesuch ist es wichtig, ärztliche Anweisungen sorgfältig umzusetzen und Unklarheiten zu klären. Gut informierte Patienten weisen eine höhere Therapietreue auf und erzielen bessere gesundheitliche Ergebnisse. Die Kombination aus reflektierter Selbstdiagnose, gezielter Vorbereitung und einer offenen Kommunikation mit dem Arzt trägt dazu bei, eine fundierte medizinische Entscheidung zu treffen und die eigene Gesundheit optimal zu managen.